SARA BALDELLI | GUIDO SAMMARTINO

FIBROMIALGIA

Nuove strategie alimentari per una guarigione naturale

COMIDA
EDIZIONI

COMIDA
EDIZIONI

Fibromialgia | Nuove strategie alimentari per una guarigione naturale
di Sara Baldelli e Guido Sammartino

Progetto e sviluppo: Ferridesign
Stampato da: Officine Grafiche - Palermo
Fotografie

www.comidaedizioni.it
www.facebook.com/comidaedizioni

INDICE

INDICE

A mio Nonno

"*Speciale è chi ascolta le tue paure e le trasforma in coraggio.*"
(Nmarghe Niki)

PRESENTAZIONE

Mi chiamo Paola Brancaleon, e nel 2016 ho fondato una piccola Casa Editrice: ***Comida Edizioni****. Mi occupo di alimentazione consapevole, gestisco un'erboristeria a Palermo e il mio unico obiettivo è cercare di aiutare la gente a stare meglio, sia da un punto di vista fisico, che psicologico.*

Comida Edizioni *ha in catalogo 14 libri di cui 6 sono stati scritti da me. Definita inizialmente una casa editrice di "nicchia", in realtà oggi Comida Edizioni, visti i risultati conseguiti, è diventato un punto di riferimento per chi sposa il concetto di "****alimentazione consapevole****".*

Comida Edizioni, al contrario dei grandi editori, vuole essere una vera e propria officina del benessere, perché è sempre aperta e disponibile a nuove proposte, scoperte e soluzioni per un'alimentazione consapevole in grado di raggiungere, come ultimo fine, la remissione o quantomeno il miglioramento di quelle patologie che spesso condizionano al negativo la propria vita.

Ho conosciuto gli autori di questo libro, ***Sara Baldelli*** *e* ***Guido Sammartino****, quasi per caso. Un giorno, ricevendo una mail timida e garbata, rimasi colpita dal suo contenuto, una chiara esposizione della loro costante ricerca condotta nell'intento di* ***portare in remissione una patologia importante come la Fibromialgia, affrontando uno stile di vita alimentare consapevole, perfettamente in linea con gli obiettivi di Comida Edizioni: un'alimentazione consapevole per sentirsi bene****.*

Per questo Comida Edizioni ha orgogliosamente accettato di pubblicare e distribuire questo testo, un libro, come il lettore vedrà, abbastanza fruibile, sia nei contenuti, che nell'esposizione, semplice, ma profondo, scorrevole, ma indispensabile, in grado di portare alla conclusione di essere ***felicemente consapevoli che attraverso un'alimentazione mirata è possibile diventare medici di se stessi****.*

La scelta della copertina assolutamente non casuale, ma proposta dalla compositrice grafica, la Dott.ssa Nicoletta Ferri (che ringrazio affettuosamente!), con una fragola in bella mostra, manda un chiaro messaggio al lettore, perché al di là delle indicazioni alimentari, il simbolo della fragola ha un significato preciso e profondo: bontà d'animo, stima verso se stessi e amore verso il prossimo, non a caso la forma della fragola è quella di un cuore.

Non resta altro che fare i complimenti agli autori, ***Dott.ssa Sara Baldelli*** *e* ***Dott. Guido Sammartino****, e augurarci, per chi leggerà questo libro, di essere stati di aiuto per il raggiungimento del proprio benessere psichico-fisico.*

Buona lettura!
Paola Brancaleon

GLI AUTORI

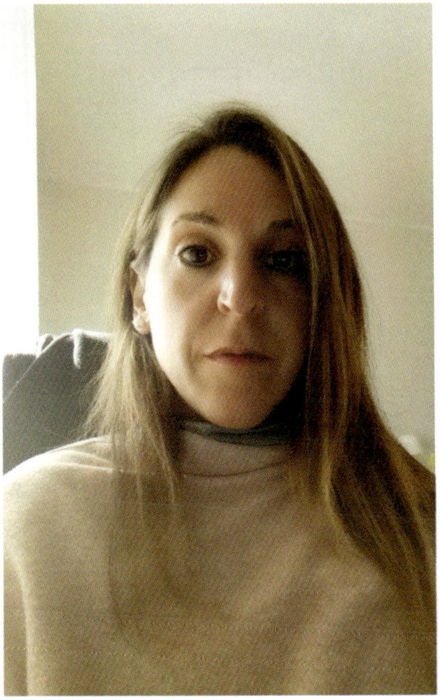

SARA BALDELLI

Nata a Roma il 22 Agosto del 1981 si è laureata presso l'Università degli Studi di Roma Tor Vergata in Scienze Biologiche e successivamente ha svolto il Dottorato di Ricerca in Biologia Cellulare e Molecolare. Diventata Ricercatrice nel 2013 ha fornito con continuità il suo contributo nelle attività didattiche afferenti alla Biochimica, e nel 2020 diventa Professore Associato presso l'Università Telematica San Raffaele Roma. Contestualmente all'attività didattica svolge la propria attività di ricerca presso il laboratorio di Biochimica dell'Invecchiamento dell'IRCCS San Raffaele, e nel laboratorio di Biochimica del Dipartimento di Biologia dell'Università Tor Vergata.

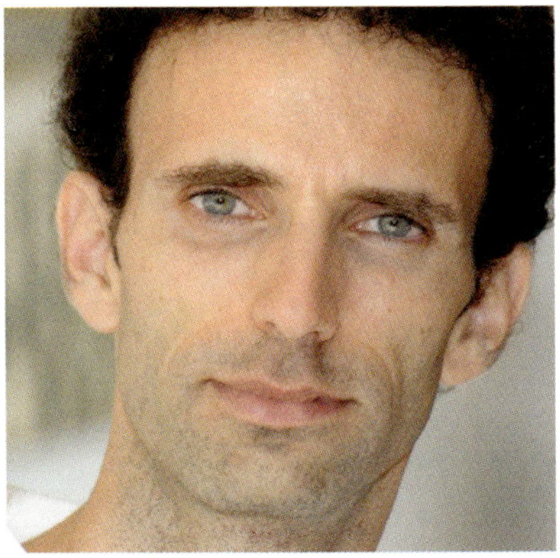

GUIDO SAMMARTINO

Da circa 30 anni si dedica alla ricerca della salute e dell'evoluzione dell'essere umano, conseguendo una laurea in scienze motorie, in osteopatia e in scienze della nutrizione umana. Allo stesso tempo approfondisce gli studi relativi alla medicina tradizionale cinese, alle discipline psico energetiche, alla chinesiologia applicata e alla fisica quantistica che lo conducono sempre più ad una visione integrata della medicina e a considerare l'individuo come un'unità inscindibile di corpo, mente, emozioni e spirito. Studioso di scienze esoteriche ed alchimia, si dedica ogni giorno alla scoperta della vera essenza dell'essere umano, come strumento di evoluzione della propria coscienza.

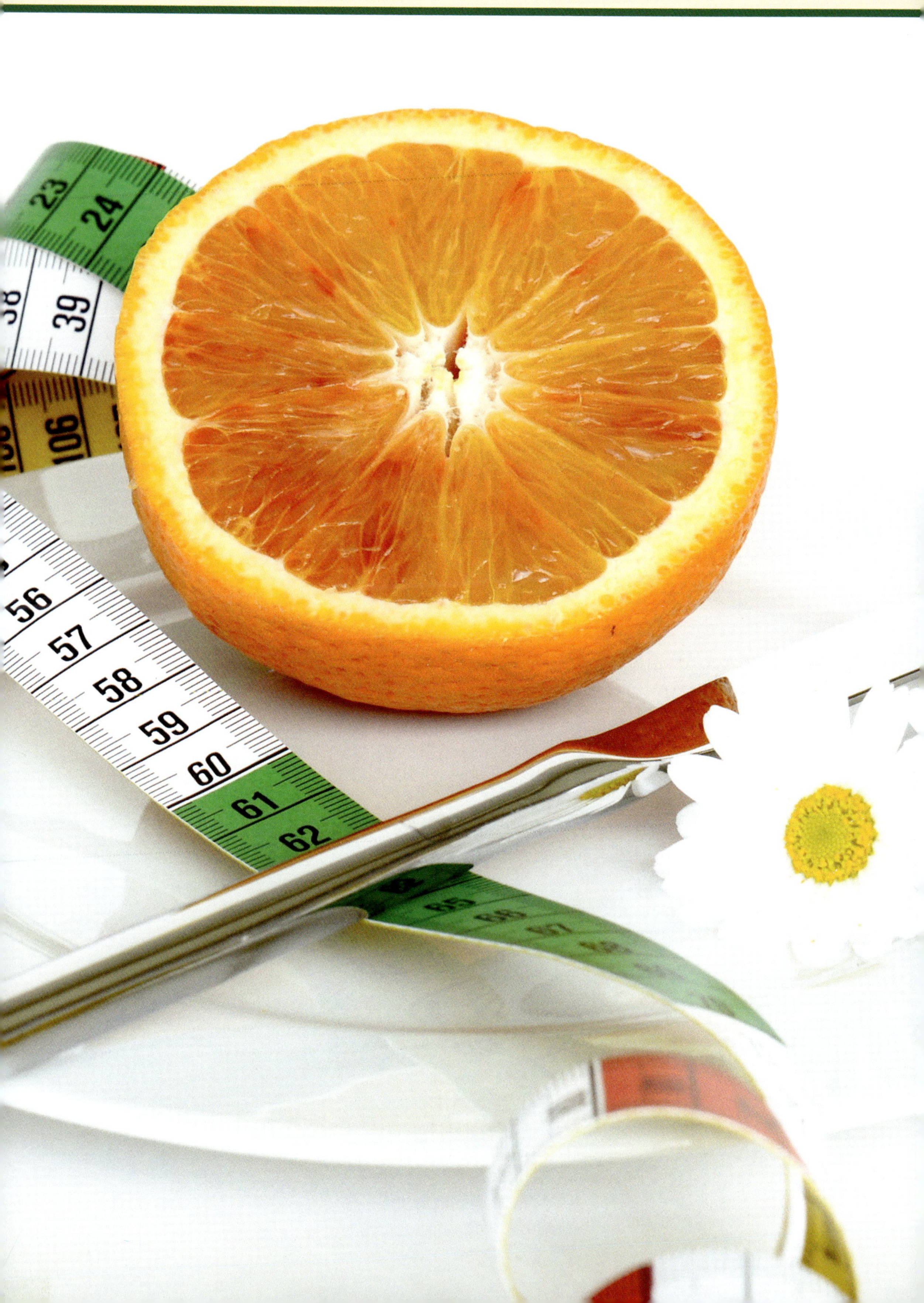
23
24
39
106
56
57
58
59
60
61
62

INTRODUZIONE

Ogni paura ti porta da chi è più inconsapevole di te...
il quale ti fornirà una diagnosi basata sulla propria
paura ed inconsapevolezza.

Negli ultimi decenni stiamo assistendo ad una vera e propria rivoluzione silenziosa in campo alimentare. Pur essendoci apparentemente una maggiore attenzione e cura riguardo le nostre scelte nutrizionali, siamo entrati senza quasi rendercene conto, in un vortice di dipendenza dal cibo che ci ha fatto perdere il controllo e la consapevolezza di ciò che realmente mangiamo. Mai come in questa fase storica, in cui l'essere umano ha perso le sue naturali attitudini a seguire i ritmi biologici della natura, l'alimentazione può assumere un ruolo fondamentale non solo in ambito preventivo come si è soliti pensare, ma anche nella cura di innumerevoli disturbi e patologie che stanno sempre più prendendo d'assalto il genere umano.

L'uso continuo e sconsiderato di certi alimenti rischia di alterare il nostro equilibrio metabolico e quei fini meccanismi di autoregolazione che ci dovrebbero consentire di adattarci all'ambiente circostante. Questa condizione se protratta nel tempo è in grado di generare vere e proprie modificazioni biochimiche nonché funzionali a carico dei nostri organi e tessuti, le quali si manifesteranno inizialmente con la comparsa di sintomi più o meno vaghi fino all'insorgenza di vere e proprie patologie.

Cercare solo di limitarsi ad occultare un sintomo con l'ausilio di sostanze chimiche può inizialmente apparire la soluzione migliore con la percezione di aver risolto il problema. Ma a lungo andare, l'intelligenza biologica del nostro organismo farà riemergere la stessa condizione spesso in maniera ancora più intensa o trasferendo lo squilibrio in altre zone del corpo che saranno a loro volta coinvolte in ulteriori manifestazioni cliniche. Il corpo infatti deve necessariamente compensare in qualche modo, vicariando ciò che un organo non è più in grado di compiere, ad altre strutture. E il bello è che per noi tutto questo risulterà normale.

Come si può dunque pensare di fronteggiare un sintomo senza volerne considerare il vero significato, senza tener conto delle cause che lo hanno generato e senza considerare l'organismo nella sua più completa integrità?

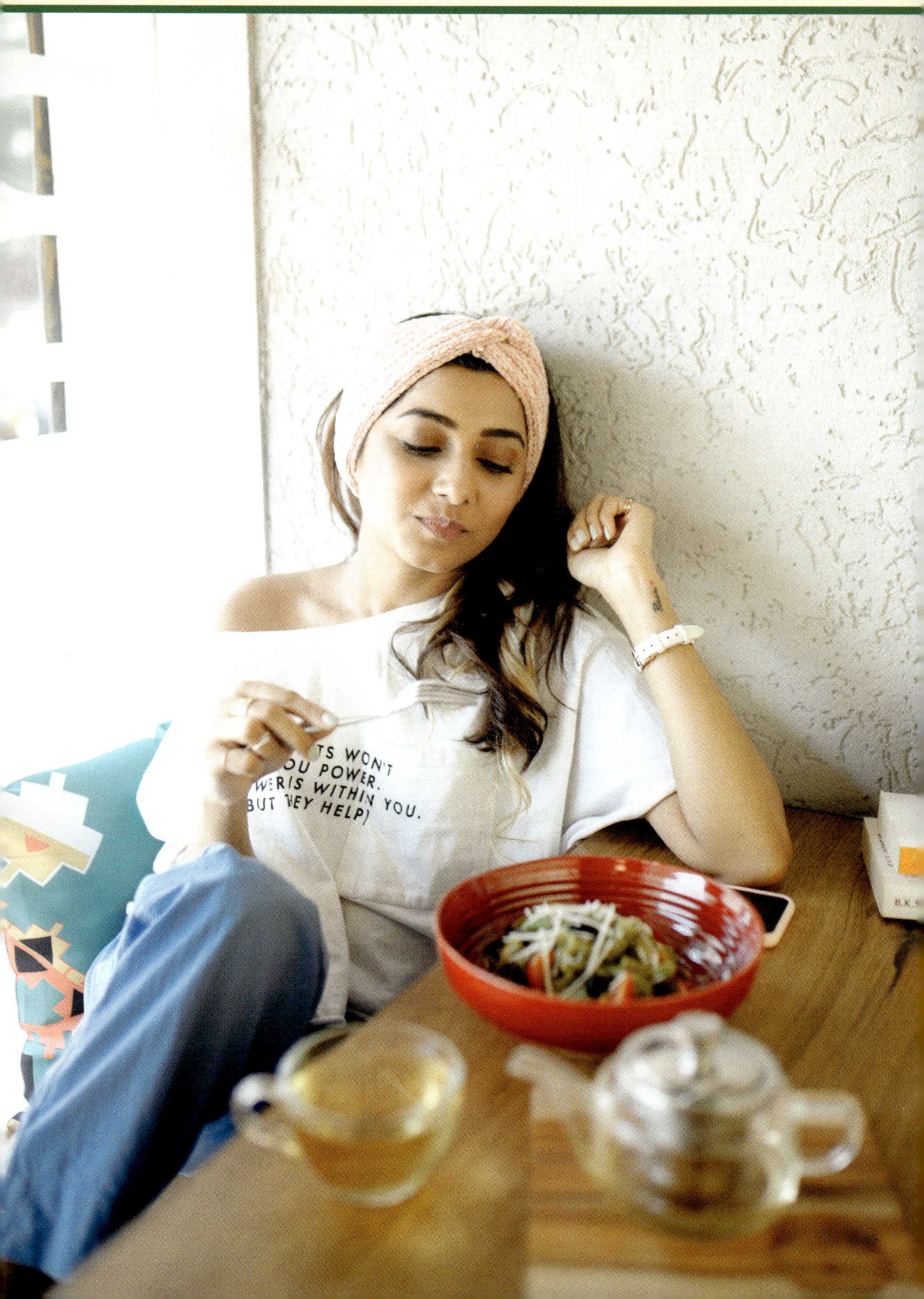
TS WON'T
OU POWER.
WERIS WITHIN YOU.
BUT EY HELP)

SCOPO DEL LAVORO

L'obiettivo del libro pone l'accento su come sia possibile affrontare una patologia cronica e talora invalidante come la ***fibromialgia***, apportando le giuste modifiche al proprio stile di vita intervenendo in particolar modo sulla sfera *alimentare*. Su come essa possa contribuire in maniera rilevante al ridimensionamento del quadro sintomatico, migliorando in tal senso la qualità di vita della persona.

Il progetto vuol mettere in risalto una delle *leggi fondamentali della vita*: la nostra capacità di **autoguarigione**. Affidandoci ad essa abbiamo la possibilità di assumerci la piena responsabilità di ciò che accade nella nostra vita e recuperare finalmente la nostra dignità di *essere umano*. In questo modo abbiamo la concreta possibilità di recuperare il nostro benessere agendo sempre alla radice del problema, per quanto ciò possa all'inizio rappresentare una vera e propria sfida che esula dal comune modo di percepire la nostra salute. "*Spesso è infatti molto più comodo scegliere la via più semplice*". Recuperare il nostro benessere modificando lo stile di vita non vuol comunque escludere l'approccio medico-farmacologico tradizionalmente utilizzato, ma anche considerare l'ipotesi di farne uso solo se strettamente necessario.

Spesso i pazienti fanno fatica a gestire i sintomi con il tradizionale supporto farmacologico e dopo anni di sofferenza risultano il più delle volte scoraggiati e privi di quel sano entusiasmo che li dovrebbe portare ad affrontare la vita di ogni giorno. Non si sentono pienamente partecipi della loro vita ma dipendenti da qualcosa che spesso non riescono a controllare. ***Con questa sperimentazione vogliamo concretamente rendere partecipi le persone ad una loro rinascita interiore***.

Il protocollo alimentare proposto coinvolgerà in prima persona il paziente rendendolo parte integrante del percorso e non più "*elemento passivo in attesa di sentenza*". Responsabilizzarlo in ciò che fa perché da lui deve partire la rinascita senza che debba dipendere a vita da qualcos'altro. E ancora renderlo consapevole che nulla accade per caso, ma che tutto quello che ci accade può essere motivo di cambiamento e di evoluzione nella nostra vita.

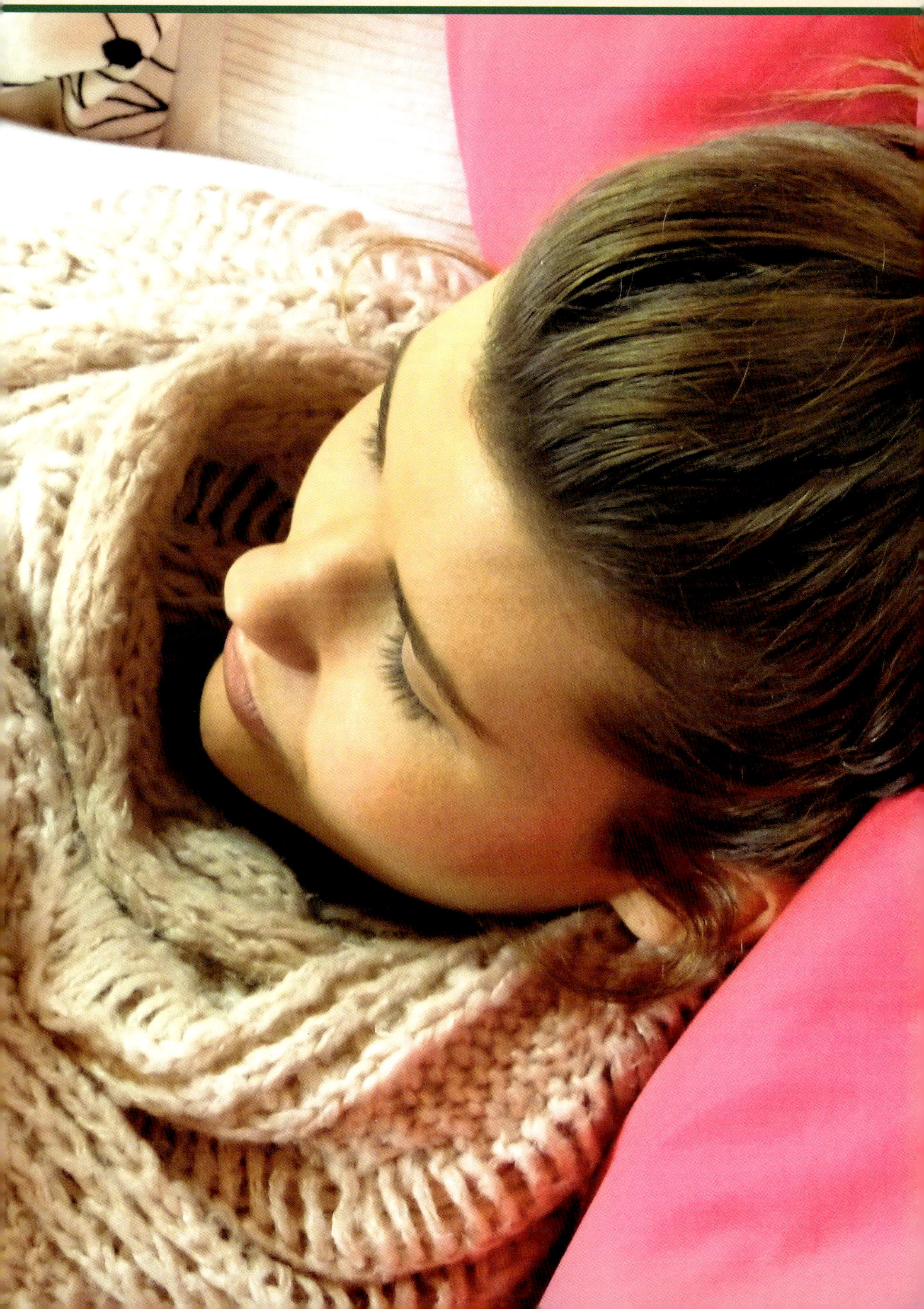

CAPITOLO 1

LA FIBROMIALGIA

1.1 DEFINIZIONE

La fibromialgia è una patologia cronica e sistemica caratterizzata principalmente da dolore muscoloscheletrico diffuso e da affaticamento cronico che colpisce circa 2 milioni di italiani con una netta predominanza del sesso femminile e con una fascia di età prevalente compresa tra i 25 e i 55 anni. Costituisce la terza condizione muscolo-scheletrica più comune in termini di prevalenza, dopo il dolore lombare e l'artrosi. La qualità della vita, generalmente scarsa dei pazienti con fibromialgia, si riflette negli enormi costi sanitari dei pazienti, che spesso richiedono cure mediche. Il numero annuo di consultazioni richieste è quasi il doppio di quello degli individui sani e i costi dell'assistenza sanitaria totale si stima siano tre volte superiori per pazienti con fibromialgia rispetto agli altri individui. Anche i costi sociali indiretti sono alti, principalmente a causa della perdita di produttività lavorativa: uno studio recente ha dimostrato che il 24,3% dei pazienti coinvolti nello studio ha smesso di lavorare 5 anni dopo l'inizio della fibromialgia[1]. La fibromialgia costituisce una sindrome di interesse multidisciplinare che coinvolge spesso varie figure specialistiche. L'organizzazione Mondiale della Sanità (OMS) la classifica come ***patologia da dolore cronico diffuso*** e nel 2008 l'Unione Europea l'ha inserita nel registro ufficiale delle malattie..

1.2 SINTOMATOLOGIA

La fibromialgia è una condizione clinica caratterizzata dalla sovrapposizione di più segni e sintomi molti dei quali presenti anche in altre patologie. Questo rende spesso la diagnosi estremamente complessa e di non facile interpretazione. I sintomi maggiormente riscontrabili sono:

Dolore: rappresenta il sintomo predominante ed interessa principalmente le aree muscolo tendinee e le articolazioni pur non causando mai deformazioni strutturali. È spesso associato a tensione e conseguente rigidità muscolare nonché ad alterazioni della sensibilità. Il dolore solitamente è descritto come diffuso, generalizzato e persistente e può manifestarsi in qualunque zona del corpo anche se frequentemente è localizzato in aree ben definite specie su collo, schiena, spalle e braccia. Può variare di intensità, da moderato a invalidante e si manifesta con due caratteristiche particolari:

- **Iperalgesia**: consiste nella percezione di un dolore molto intenso in risposta a stimoli dolorosi lievi.
- **Allodinia**: è la percezione di dolore in risposta a stimoli che normalmente non sono dolorosi.

Astenia: Oltre al dolore, circa il 90% dei pazienti accusa una condizione di astenia da moderata a severa, associata a ridotta resistenza alla fatica. I sintomi includono profonda stanchezza e scarsa capacità di resistenza, anche mentre si svolgono attività banali, come cucinare o fare la spesa. Ciò interferisce in maniera importante con le normali attività professionali, personali o sociali del paziente. *Talora la stanchezza può risultare il sintomo più importante ancor più del dolore.*

Disturbi del sonno: Un altro sintomo particolarmente frequente nei pazienti affetti da fibromialgia riguarda le alterazioni del sonno. Il riposo notturno è talora disturbato dal dolore e molti soggetti presentano difficoltà ad addormentarsi e frequenti risvegli notturni. Spesso il paziente al risveglio si sente ancora stanco ed affaticato con la sensazione di non aver riposato bene. Sono state riscontrate anomalie specifiche e distintive nella fase del sonno profondo dove il nostro organismo tenderebbe a rigenerarsi, con interruzioni frequenti e un ritorno al sonno "superficiale" a causa di un'attività cerebrale simile a quella che si verifica nel cervello quando si è svegli (anomalia alfa-delta).

Depressione ed ansia: sono spesso secondari allo stato di cronicità dei sintomi e alla scarsa considerazione che i familiari ed il medico dedicano al paziente. Spesso ci si sente poco compresi e a volte non creduti pienamente e questo non fa altro che mutare la sfera emotiva del paziente.

Accanto ai sintomi principali possono essere presenti tutta una serie di sintomi definiti secondari ma che ritroviamo nel paziente fibromialgico con frequenza e intensità estremamente variabili:

- scarsa capacità a concentrarsi oppure ad eseguire semplici elaborazioni mentali;
- diminuzione della forza muscolare;
- crampi specie notturni e fascicolazioni;

- sensazione di gonfiore e parestesie alle mani o ai piedi;
- mal di testa od emicrania spesso connesse allo stato di tensione muscolare o alle conseguenze del sonno poco ristoratore;
- sindrome delle gambe senza riposo;
- disturbi gastrointestinali come dolori addominali, nausea, diarrea, stipsi, meteorismo, dispepsia, reflusso gastroesofageo;

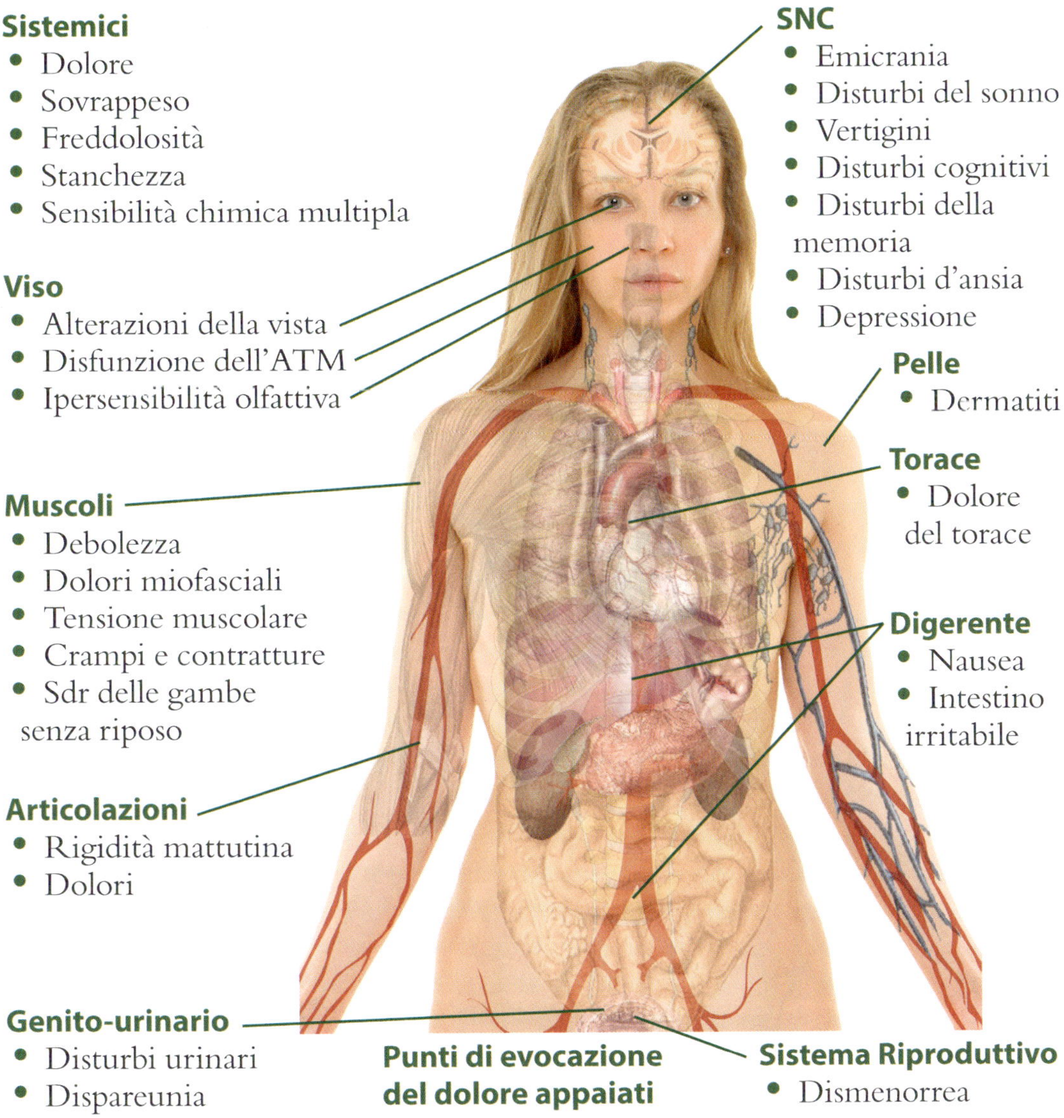

Figura 1. Sintomi della fibromialgia.

- fenomeno di Raynaud;
- tachicardia e palpitazioni;
- dismenorrea e problemi urologici quali incontinenza e minzione dolorosa;
- visione sfuocata e fotofobia;
- ipersensibilità alla pelle ed eruzioni cutanee;
- secchezza degli occhi e della bocca;
- acufeni, disturbi della coordinazione e vertigini.

1.3 CAUSE D'INSORGENZA

Le cause che determinerebbero l'insorgenza della fibromialgia non sono state ancora interamente definite, ma è molto probabile che il disturbo possa avere una genesi multifattoriale. In quasi tutti i casi viene spesso osservato un evento scatenante correlato all'esordio della patologia, anche quando questo non sembra apparentemente associato al disturbo: un trauma fisico o psichico, uno stress prolungato, una malattia ad eziologia virale, ecc.

Le tesi attualmente più accreditate descrivono la fibromialgia come un disturbo del sistema nervoso centrale definendola come una "***sindrome da sensibilizzazione centrale***", causata da anomalie neurobiologiche (specie a carico di alcuni neurotrasmettitori) ed endocrine, che interferirebbero con la trasmissione dei segnali a livello del sistema nervoso. Ciò indurrebbe un'alterazione dei processi di elaborazione del dolore con ipersensibilità ai segnali dolorifici associata ad una sintomatologia di carattere neuro psicologico (iperalgesia e allodinia)[2, 3].

Le principali alterazioni della neurotrasmissione sono favorite da:

- diminuzione dei livelli di dopamina;
- deficit relativo della serotonina e noradrenalina;
- ridotta concentrazione di 5-idrossi-triptofano nel liquor e nel plasma;
- ridotta produzione di melatonina;
- aumento di oltre tre volte della concentrazione di sostanza P nel liquor (la sostanza P è un neuropeptide che agisce da neurotrasmettitore).

Un altro effetto della disfunzione dei neurotrasmettitori, in particolare serotonina e noradrenalina, è l'iperattività del sistema nervoso neurovegetativo che induce un deficit di irrorazione sanguigna a livello muscolare. L'iperattività simpatica si traduce in particolare nell'alterazione della microcircolazione periferica e centrale, soprattutto a livello del tessuto muscolare, con iper vascolarizzazione dei tender points (cioè i punti dove è possibile evocare un dolore localizzato con la digitopressione).

Nei pazienti affetti da fibromialgia sono state inoltre osservate alterazioni dell'asse ipotalamo-ipofisi-surrene. Lo sviluppo della fibromialgia potrebbe in parte essere favorita dalla perturbazione di questo sistema endocrino. In particolare, alcuni studi hanno evidenziato una risposta surrenalica minore alla stimolazione con ormone adrenocorticotropo (ACTH) e la presenza di livelli inferiori di cortisolo[4, 5].

1.4 METODI DIAGNOSTICI

Inquadrare la fibromialgia da un punto di vista diagnostico è impresa particolarmente complessa a causa del fatto che molti sintomi in essa presenti risultano aspecifici e come tali possono essere riscontrati in quadri clinici differenti. Inoltre non esistono al momento parametri di laboratorio che possano confermarne la diagnosi quali gli indici dell'infiammazione. Altri esami diagnostici vengono comunque di solito eseguiti per escludere la presenza di altre patologie.

Si stima che siano necessari in media cinque anni affinché un paziente fibromialgico possa ottenere una diagnosi accurata.

Negli ultimi 10 anni tuttavia, la fibromialgia è stata meglio definita attraverso studi che hanno stabilito le linee guida per la diagnosi. Questi studi hanno dimostrato che certi sintomi, come il dolore muscoloscheletrico diffuso e la presenza di specifiche aree algogene alla digitopressione (tender points) sono presenti nei pazienti affetti da sindrome fibromialgica e non comunemente nelle persone sane o in pazienti affetti da altre patologie reumatiche dolorose.

Criteri ACR per la diagnosi

Nel 1990, l'***American College of Rheumatology*** ha stabilito due criteri per la diagnosi di fibromialgia:

- dolore diffuso della durata di almeno tre mesi;
- dolorabilità positiva alla palpazione digitale in almeno 11 dei 18 *tender points*.

Il problema di questi criteri diagnostici è che sono spesso troppo concentrati sull'aspetto fisico della fibromialgia e questo approccio può potenzialmente generare errori diagnostici per il fatto che:

- i sintomi dolorosi possono essere molto variabili nel tempo, anche da un giorno all'altro;
- non sempre i pazienti manifestano dolorabilità diffusa in tutto il corpo;
- per la precisa ricerca dei *tender points* è necessaria una certa manualità: la pressione potrebbe essere esercitata su punti anatomici sbagliati o con una forza eccessiva.

Oggi la formulazione della diagnosi si basa su una valutazione più complessiva del paziente.

Nella pratica generale i criteri diagnostici più recenti includono:

- esame fisico completo;
- valutazione manuale dei punti sensibili (*tender points*): ne sono stati identificati 18 e in un paziente fibromialgico ne risultano positivi almeno 11;
- storia clinica del paziente con presenza di dolore diffuso da almeno tre mesi;
- nessun'altra condizione di fondo che potrebbe essere causa del dolore;
- condizioni di stress;
- analisi del sangue e altre prove di laboratorio, per escludere condizioni patologiche con un quadro clinico simile.

Il problema centrale nel diagnosticare la fibromialgia è la mancanza di biomarcatori. I ricercatori negli ultimi 5 anni hanno studiato nuove molecole che potrebbero aiutare la diagnosi e il monitoraggio (inclusi microRNA, analisi del proteoma e del metaboloma), ma, sebbene i risultati siano stati promettenti, quest'area di ricerca è ancora ai primordi. La diagnosi della fibromialgia è unicamente clinica. Un solo esame fisico non è utile dal punto di vista diagnostico a causa della sua scarsa validità e scarsa riproducibilità, ma è essenziale per escludere altre malattie che potrebbero spiegare la presenza di dolore e stanchezza, come l'artrite reumatoide o il *lupus* eritematoso sistemico. Inoltre, la fibromialgia non ha nessuna caratteristica patognomonica, per cui gli indizi diagnostici devono necessariamnete essere raccolti mediante un'accurata registrazione della storia del paziente. Così nel corso della diagnosi, il medico dovrebbe valutare la gravità dei sintomi correlati come l'astenia, i disturbi del sonno ed i disturbi dell'umore. Questa valutazione contribuirà a misurare l'impatto della fibromialgia sulle condizioni fisiche ed emozionali, così come lo stato di salute generale del paziente. Nella fibromialgia, la diagnosi differenziale assume un ruolo principale, in quanto il medico dovrà escludere altre condizioni che possono causare sintomi simili.

1.4.1 STRUMENTI DI SCREENING

Nel corso degli anni sono stati sviluppati degli strumenti di screening per aiutare i medici di medicina generale a identificare quei pazienti che sono più a rischio di sviluppare la fibromialgia. Questi strumenti includono: **(i)** lo strumento di *screening* rapido della fibromialgia, che consiste di sei domande generali[6] e **(ii)** il *FibroDetect Test*, che consiste invece di 14 domande che valutavano il dolore e l'affaticamento dei pazienti, la storia personale e gli atteggiamenti, i sintomi e l'impatto sulla vita[7]. Per i medici generici questi strumenti potrebbe essere vantaggiosi per rilevare pazienti con o addirittura a rischio di fibromialgia e quindi indirizzarli ad uno specialista.

La prevenzione, così come la diagnosi precoce della fibromialgia, rimane un obiettivo ancora poco chiaro, principalmente a causa della mancanza di fattori di rischio consolidati. Inoltre, sono disponibili dati insufficienti sull'effetto della diagnosi precoce sulla progressione clinica. Tuttavia, un riconoscimento precoce potrebbe consentire l'inizio di approcci non farmacologici, come la psicoterapia, un ricondizionamento fisico o addirittura come vedremo, dopo successivamente un'alimentazione appropppropiata.

1.5 TERAPIE CONVENZIONALI

Il trattamento elettivo del dolore cronico e della maggior parte dei sintomi presenti nel disturbo fibromialgico è di natura farmacologica. Possiamo distinguere genericamente due classi di farmaci utilizzati per il trattamento della sintomatologia spesso associati tra loro per potenziarne gli effetti terapeutici:

- ***farmaci miorilassanti*** ad azione centrale che agiscono sulle manifestazioni periferiche, in particolar modo sulla contrattura muscolare e conseguentemente sul dolore. Tra quelli che hanno dimostrato una maggiore efficacia vi sono la **Ciclobenzaprina** (principio attivo presente nel farmaco **Flexiban**) e la **Tizanidina** (principio attivo contenuto nel farmaco **Sirdalud**). La loro azione si esplica nel blocco degli impulsi nervosi e nella sensazione di dolore inviati al cervello;
- **farmaci che potenziano l'attività della serotonina** che agiscono invece su uno dei meccanismi centrali della malattia. La maggior parte di questi farmaci sono classificati tra gli antidepressivi e questo perché la serotonina è implicata nella genesi di alcune forme di depressione. I principali farmaci ad azione sulla serotonina, utilizzati già da molti anni, sono gli antidepressivi triciclici come la **Amitriptilina** (principio attivo del farmaco **Laroxil**) e il **Trazodone** (principio attivo del farmaco **Trittico**).

Negli ultimi anni l'approccio terapeutico prevede l'utilizzo di nuovi farmaci in grado di agire ancor più efficacemente sull'attività dei molteplici neurotrasmettitori (serotonina, noradrenalina, dopamina, ecc.), nonché di farmaci ad azione antiepilettica. Attualmente sono 2 i farmaci maggiormente impiegati ed approvati ormai da qualche anno dalla ***Food And Drug Administration (FDA)***:

- **Pregabalin**: principio attivo del farmaco **Liryca** è un anticonvulsionante approvato per il trattamento del dolore neuropatico, come anti epilettico e nel disturbo d'ansia generalizzata. Negli ultimi anni ha trovato largo impiego nel trattamento del dolore cronico fibromialgico con buoni risultati e spesso in associazione con farmaci antidepressivi.
- **Duloxetina**: principio attivo di un antidepressivo (**Cymbalta**) appartenente alla classe degli inibitori della ricaptazione della serotonina e della noradrenalina. I pazienti affetti da fibromialgia e contemporaneamente depressi hanno ottenuto un miglioramento significativo in entrambe le condizioni grazie al trattamento con duloxetina[8, 9].

I comuni analgesici e Fans non sembrano avere un effetto significativo nel contrastare i sintomi principali. La terapia farmacologica spesso è associata a terapia fisica come le Tens ed esercizio fisico e la terapia cognitivo comportamentale che talora può rivelarsi d'aiuto per imparare a gestire nel miglior modo possibile l'impatto che la sintomatologia può avere sulla sfera emozionale del paziente.

CAPITOLO 2

LA DISFUNZIONE MITOCONDRIALE

Abbiamo accennato precedentemente che la fibromialgia viene oggi considerata come una patologia nella quale il sistema nervoso centrale è danneggiato. In particolare, alcuni studi recenti hanno dimostrato che le alterazioni a carico delle cellule del sistema nervoso centrali, presenti nei pazienti con fibromialgia, sono dovute agli effetti tossici dei radicali liberi a causa delle elevate concentrazioni di acidi grassi polinsaturi delle membrane, che sono facilmente ossidabili e del basso livello di enzimi antiossidanti protettivi. Accanto a ciò è stato riscontrato un'alterazione nella produzione di adenosina trifosfato (ATP) a livello mitocondriale, nonché una modifica nei processi di rigenerazione di tali organelli nelle cellule del tessuto muscolare e nervoso di pazienti con fibromialgia. Pertanto prima di poter parlare nello specifico della fisiopatologia relativa alla fibromialgia e ai possibili interventi nutrizionali, è opportuno chiarire dal punto di vista biologico e biochimico i concetti di radicali liberi e di mitocondrio.

2.1 IL MITOCONDRIO

I mitocondri sono organelli cellulari di forma generalmente allungata, presenti in tutti gli organismi eucarioti, considerate le "**centrali energetiche**" dell'organismo. Al loro interno avvengono infatti tutti quei processi biochimici che forniscono energia alle cellule per le loro funzioni vitali. Assieme ai cloroplasti, i mitocondri sono gli unici organelli cellulari che contengono un proprio genoma e sono in grado di riprodursi in maniera autonoma all'interno della cellula.

La struttura del mitocondrio è particolarmente complessa e comprende:

- una *membrana esterna* regolare che delimita il perimetro del mitocondrio, composta da una struttura di natura lipoproteica. Contiene numerosi complessi proteici detti "*porine*" che rappresentano dei canali di membrana non selettivi deputati alla diffusione di ioni e molecole di piccole dimensioni;

- una *membrana interna* con una concentrazione superiore di proteine, il cui trasporto di molecole e ioni è invece di natura selettiva e viene mediato da vari complessi di membrana specifici. È di forma irregolare e contiene numerose pieghe e introflessioni tubulari denominate *creste* che ne aumentano considerevolmente la superficie;
- associati alle creste mitocondriali sono dislocati i 4 ***complessi multi enzimatici*** relativi alla catena di trasporto degli elettroni nonché gli ***enzimi ATP***-asi necessari per la sintesi delle molecole di ATP. Tra le due membrane è compreso lo spazio *inter-membrana*;
- la membrana interna racchiude la ***matrice mitocondriale*** in cui ritroviamo gli enzimi coinvolti nei vari processi metabolici quali il ciclo di Krebs e la Beta ossidazione degli acidi grassi nonché strutture quali il genoma mitocondriale e i ribosomi.

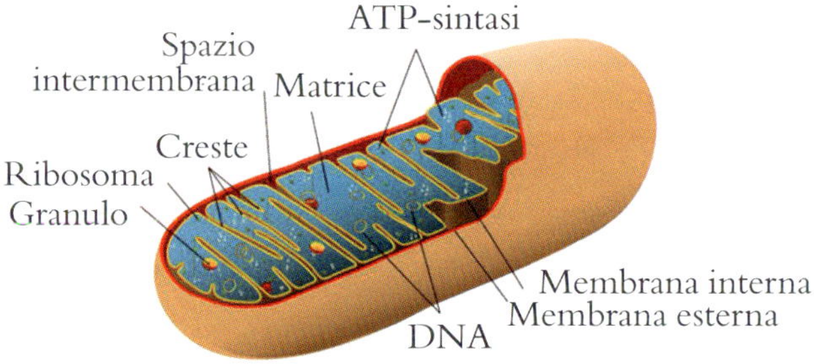

Figura 2. Struttura del mitocondrio

Il mitocondrio è in grado di svolgere numerose funzioni la più importante delle quali consiste proprio nell'estrarre energia dai substrati organici mediante il processo della ***respirazione cellulare*** che può essere schematicamente suddiviso in 4 fasi tra loro interconnesse:

- ***Glicolisi***: rappresenta la prima fase del processo in cui il substrato di glucosio viene degradato ad acido piruvico all'interno del citoplasma e da cui si otterrà un primo bilancio energetico di 2 molecole di ATP e 2 molecole di coenzima NADH.
- ***Decarbossilazione del piruvato***: il piruvato viene così trasportato all'interno del mitocondrio dove ad opera della *piruvato-deidrogenasi* viene ossidato ad acido acetico, rimuovendo un atomo di carbonio sottoforma di CO_2. La molecola ottenuta reagisce in seguito con il coenzima A dando luogo all'*A-*

cetil coenzima A che rappresenta l'elemento chiave di tutti i processi metabolici mitocondriali: oltre che dalla glicolisi esso può infatti derivare anche dal metabolismo lipidico e proteico.

- ***Ciclo di Krebs***: processo che porta alla completa ossidazione della molecola di Acetil coenzima A, con formazione di CO_2 e produzione di coenzimi ridotti NADH e FADH2 che continueranno il loro ciclo all'interno della catena di trasporto degli elettroni.

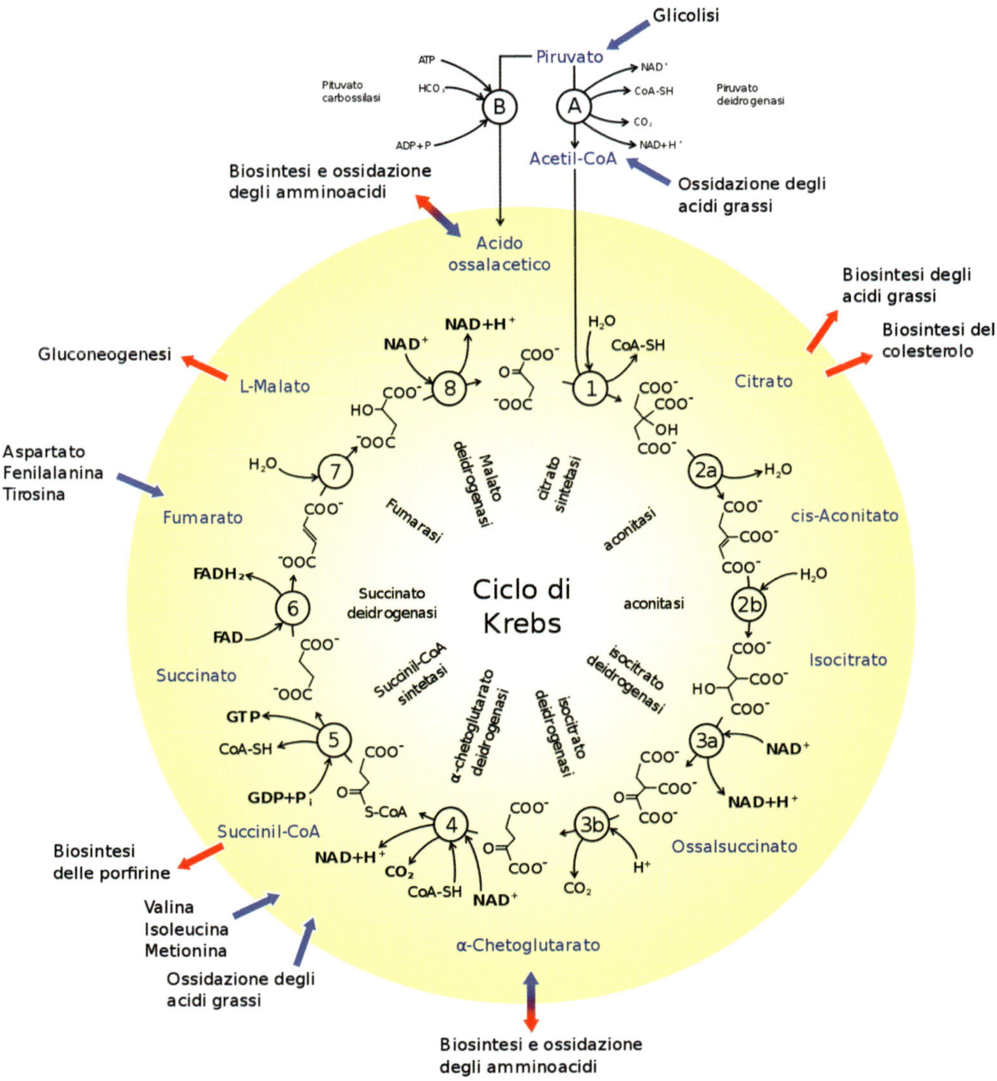

Figura 3. Fasi del ciclo di Krebs

- ***Fosforilazione ossidativa***: rappresenta la tappa conclusiva della respirazione cellulare. In una prima fase gli elettroni presenti a livello dei coenzimi ridotti NADH e FADH2, vengono ceduti al complesso multi-enzimatico della *catena di trasporto degli elettroni* presenti a livello della membrana interna mitocondriale. L'energia degli elettroni viene sfruttata per creare un gradiente protonico a livello dello spazio inter-membrana, fino a giungere a livello dell'accettore finale rappresentato dalla molecola di ossigeno con relativa produzione di H_2O. In una seconda fase il gradiente protonico generato, viene sfruttato per azionare l'enzima ATP-sintasi, che grazie all'energia dei protoni in entrata nella matrice mitocondriale, è in grado di far reagire le molecole di ADP con i gruppi fosfato con formazione di complessi ad alto potenziale energetico (ATP).

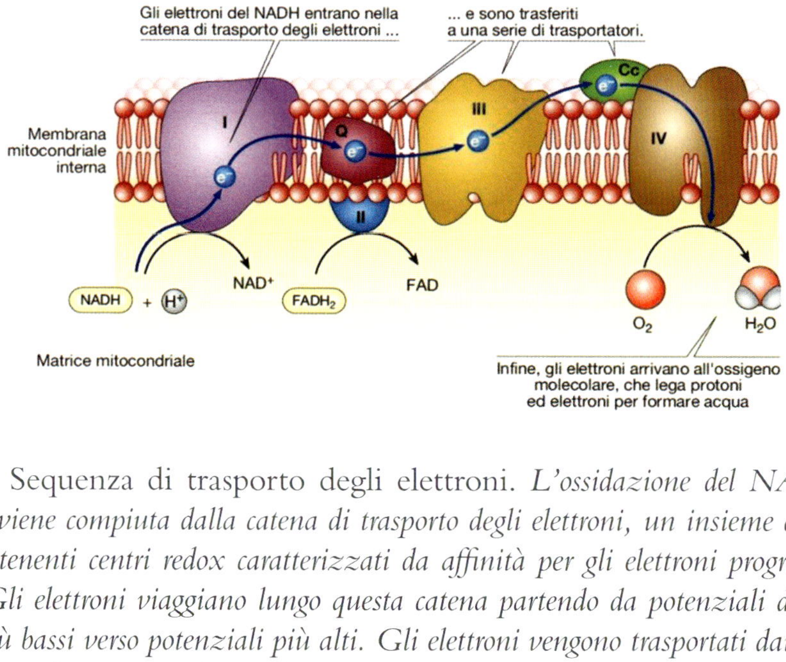

Figura 4. Sequenza di trasporto degli elettroni. *L'ossidazione del NADH e del FADH2, viene compiuta dalla catena di trasporto degli elettroni, un insieme di complessi proteici contenenti centri redox caratterizzati da affinità per gli elettroni progressivamente crescenti. Gli elettroni viaggiano lungo questa catena partendo da potenziali di riduzione standard più bassi verso potenziali più alti. Gli elettroni vengono trasportati dai Complessi I e II al Complesso III mediante il Coenzima Q e dal Complesso III al Complesso IV attraverso la proteina periferica di membrana del citocromo C.*

Complessivamente la respirazione cellulare è un processo metabolico con un'elevata resa energetica che consente di ottenere circa 32 molecole di ATP dalla completa degradazione del glucosio.

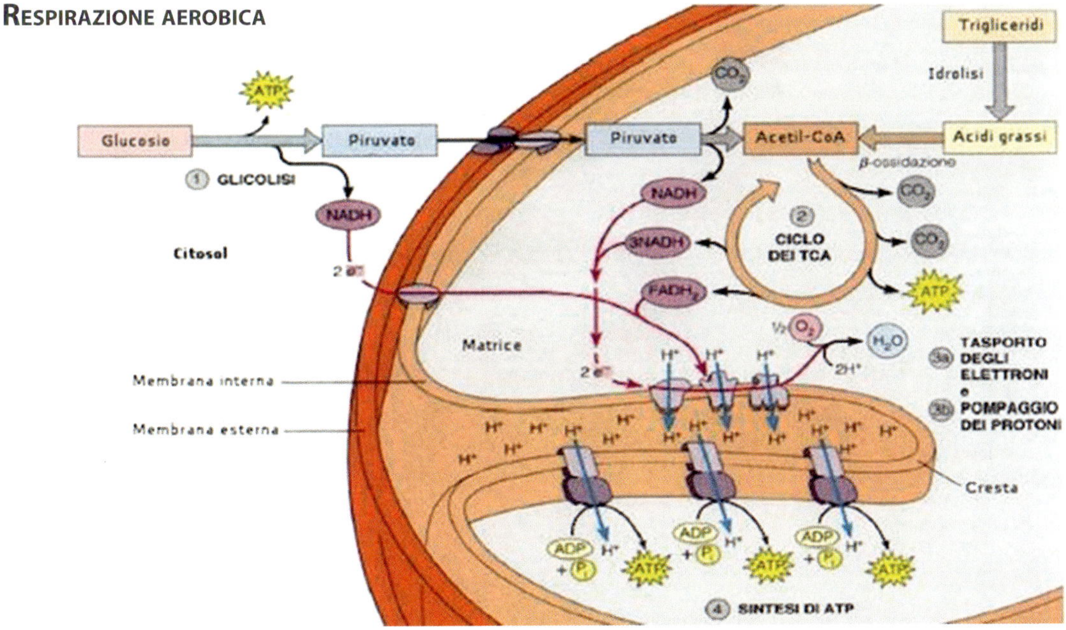

Figura 5. Sintesi della respirazione cellulare.

2.2 I ROS E LO STRESS OSSIDATIVO

I **ROS** (*specie reattive dell'ossigeno*) sono molecole caratterizzate dalla presenza di un elettrone spaiato a livello dell'orbitale più esterno, che conferisce loro una marcata instabilità e di conseguenza un'elevata reattività con altre molecole adiacenti, le quali saranno costrette a loro volta a cedere un elettrone per ridare nuova stabilità al sistema alterato, in un circuito che si protrae all'infinito.

Abbiamo visto come i mitocondri rappresentino dei veri e propri generatori di energia in virtù di una costante presenza di ossigeno. Tuttavia proprio il processo di formazione di ATP lungo la catena di trasporto degli elettroni, rappresenta il principale meccanismo di produzione di ROS all'interno della cellula. Si stima infatti che circa il 2% di ossigeno consumato, sia in grado di reagire con elettroni che sfuggono alla catena di trasporto, dando luogo alla sintesi di molecole instabili. Esse rappresentano pertanto una produzione obbligata in grado di indurre effetti potenzialmente tossici se non adeguatamente contrastati.

La produzione di radicali liberi rappresenta entro certi limiti, un meccanismo fisiologico dell'organismo in quanto svolgono un ruolo importante sia nella regolazione dell'espressione genica che nella comunicazione intra-cellulare. Intervengono inoltre nel sistema delle difese dell'organismo che li utilizza per contrastare elementi patogeni quali batteri e virus e per stimolare le funzioni immunitarie.

Le principali specie reagenti con l'ossigeno sono:

- *Anione superossido* (O_{2-}): si tratta di una molecola non particolarmente reattiva in quanto non è in grado di attraversare la membrana mitocondriale (a causa della sua carica negativa). Due molecole di O_{2-} daranno luogo a una molecola di perossido di idrogeno in una reazione catalizzata dalla superossido-dismutasi.
- *Perossido di idrogeno* (H_2O_2): si tratta di una specie non radicalica. Riesce a penetrare più velocemente attraverso le membrane biologiche.
- *Radicale ossidrile* (•OH): si tratta di un elemento estremamente reattivo aggravato dal fatto che mancano meccanismi di inattivazione endogena in grado di contrastarlo adeguatamente. È quello che genera maggiori effetti nocivi a carico di proteine, acidi nucleici e fosfolipidi di membrana. Si genera a partire da H_2O_2 ogni qual volta interagisce con ioni metallici come $FE2^{+}$ o CU^{+}.

In condizioni ottimali, il potenziale tossico dei radicali liberi è efficacemente neutralizzato da un complesso sistema endogeno di fattori antiossidanti, che ne rappresenta il fisiologico meccanismo di difesa. Esso si divide in due differenti categorie:

- **Antiossidanti di natura enzimatica**: *Superossido Dismutasi (SOD), Catalasi* e *Glutatione Perossidasi*. Le SOD sono metallo enzimi che catalizzano la dismutazione dello ione superossido (**O_{2-}**) a ossigeno molecolare e perossido di idrogeno (**H_2O_2**). Il prodotto finale della dismutazione è a sua volta una specie reattiva (non radicalica) che verrà inattivata dagli altri due sistemi enzimatici. La *Catalasi* è un enzima costituito da 4 subunità contenenti ferro EME ed una molecola di NADPH e trasforma **H_2O_2** in acqua e ossigeno molecolare. La *Glutatione Perossidasi* può a sua volta presentarsi in due forme: *selenio dipendente* implicato nella riduzione del **H_2O_2** e *selenio indipendente* coinvolto nella riduzione di fosfolipidi idroperossidi. L'attività della glutatione perossidasi dipenderà dalla disponibilità intracellulare di glutatione ridotto che a sua volta è il prodotto dell'attività dell'enzima glutatione reduttasi che sfrutta il potere riducente del NADPH.
- **Antiossidanti di natura non enzimatica**: *Glutatione, Vitamina C, Vitamina E, Polifenoli, Coenzima Q10*. Il glutatione risulta abbondante nel citosol, nel nucleo e nei mitocondri. Partecipa direttamente alla neutraliz-

zazione dei radicali liberi che si formano dalla perossidazione dei lipidi e mantiene gli antiossidanti a basso peso molecolare (come la vitamina C ed E) nella loro forma ridotta e dunque attiva. All'interno della cellula il glutatione si può presentare nella sua forma ridotta e ossidata. La sua ossidazione è mediata dalla glutatione perossidasi mentre al contrario la sua riduzione è catalizzata dalla glutatione reduttasi. Quest'ultimo è un enzima NADPH e FAD dipendente che trasferisce elettroni dal NADPH al glutatione ossidato attraverso il coenzima FAD. La vitamina C rappresenta il principale antiossidante extracellulare in grado di bloccare direttamente O_{2-}, H_2O_2 e •OH. Può inoltre rigenerare la vitamina E ed è a sua volta rigenerato dal NADPH. La vitamina E blocca i radicali della perossidazione lipidica.

Complessivamente i meccanismi antiossidanti possono agire secondo differenti modalità: possono infatti non solo donare o accettare elettroni ma anche neutralizzare direttamente i perossidi e disattivare i metalli che innescano le reazioni di perossidazione.

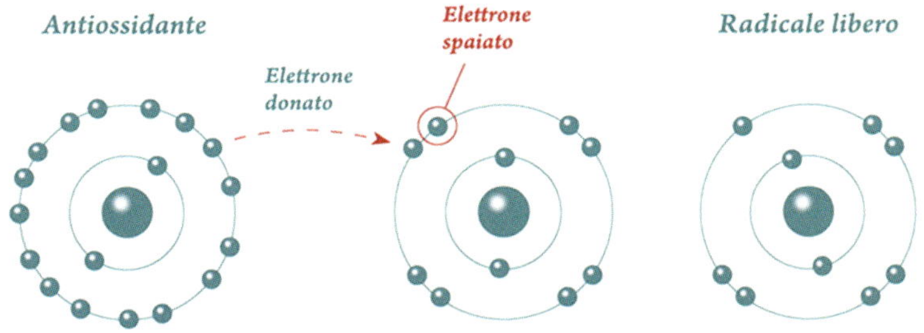

Figura 6. Meccanismo antiossidante.

È bene anche ricordare che oltre ai normali meccanismi endogeni rappresentati principalmente dall'attività mitocondriale, vi sono tutta una serie di fattori esogeni che possono contribuire alla produzione di ROS: l'attività fisica intensa, esposizioni a radiazioni e sostanze tossiche, sostanze farmacologiche (in particolare prodotte dall'attività enzimatica del citocromo 450 deputato ai processi di metabolizzazione delle sostanze farmacologiche), stress psico fisico, processi infiammatori, fumo e alcool, alimentazione inadeguata, eccessiva produzione di AGES.

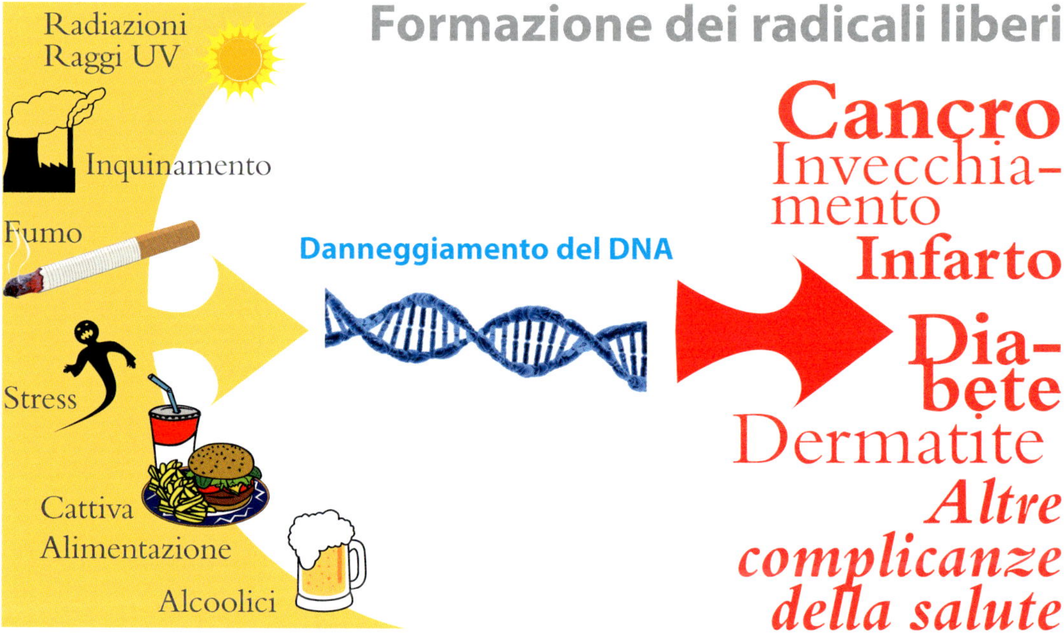

Figura 7. Cause esogene di produzione dei ROS.

In caso di produzione eccessiva di radicali liberi, il nostro sistema di protezione può non essere più in grado di compensarne gli eccessi: tale fenomeno viene definito **Stress Ossidativo**. È proprio in queste circostanze che i ROS inizieranno ad esplicare la loro attività potenzialmente lesiva nei confronti dell'organismo che si manifesterà principalmente a carico dei seguenti distretti:

- perossidazione lipidica con danno irreversibile a carico delle ***membrane cellulari***. L'ossidazione degli acidi grassi porta alla formazione di un gruppo perossidico più idrofilo con conseguente alterazione strutturale e funzionale della membrana (alterazione delle proteine canale, dei recettori e della permeabilità agli ioni);
- a livello del citosol interagiscono sia con le ***proteine*** presenti, modificandone la struttura ed alterandone le funzioni specifiche che con gli ***zuccheri*** producendo glicotossine (AGES) che a loro volta saranno fonte di nuovi radicali liberi;
- danno al **DNA** con alterazione e rottura dei filamenti degli acidi nucleici con conseguente inibizione dei processi di trascrizione, traduzione e replicazione del DNA stesso. Se la morte cellulare non avviene secondo il meccanismo fisiologicamente programmato dell'apoptosi, possono in-

nescarsi vie replicative e degenerative impreviste che sono riconosciute alla base di numerosi processi patogenetici cronici, compresi i tumori e l'invecchiamento.

2.3 SINTESI DEL GLUTATIONE

Il **glutatione** è il più importante antiossidante di tipo endogeno a disposizione del nostro corpo. Lo possiamo trovare nella sua forma ridotta, nella forma ossidata ed in quella libera come glutatione perossidasi in associazione o meno con il selenio. Mantenere degli adeguati livelli di tale antiossidante intracellulare è di fondamentale importanze per evitare l'accumulo di specie reattive dell'ossigeno e dell'ossido nitrico (ROS/RNS) legate inevitabilmente all'insorgenza e/o all'agravvarsi di importanti patologie neurodegenerative e all'invecchiamento[10, 11].

È prodotto tramite la *glutatione sintetasi* direttamente nel citosol della cellula a partire da tre aminoacidi quali acido glutammico, glicina e cisteina dove svolge le sue funzioni principali. Se i primi due aminoacidi sono abbastanza presenti nella nostra alimentazione moderna, lo stesso non possiamo dire per la cisteina (presente soprattutto in alimenti di origine animale). La sua bassa biodisponibilità può rappresentare una limitazione nel processo di biosintesi del glutatione (aminoacido limitante). Ciò induce la necessità di garantire il corretto apporto di proteine ad elevato valore biologico e talora può risultare utile una integrazione supplementare dell'aminoacido o ancor più dei suoi precursori come la N acetil-cisteina[12].

La cellula possiede dei sistemi in grado di riattivare continuamente le molecole di glutatione utilizzando l'agente riducente **NADPH** (nicotinammide adenina di-nucleotide fosfato) mediante la *glutatione reduttasi*, per riportarlo nella sua forma attiva e riprendere l'azione antiossidante nei confronti dei radicali liberi. *È dunque fondamentale per il nostro organismo riuscire a garantire un sistema efficiente di rigenerazione del glutatione*.

A livello citoplasmatico esiste una via metabolica *alternativa alla glicolisi* denominata via dei **pentoso fosfati**. Si tratta di una via di ossidazione del glucosio che darà luogo alla sintesi di *ribosio-5-fosfato*, un pentoso a 5 atomi di carbonio utilizzato come precursore di molecole più complesse come gli acidi nucleici, ma è anche utilizzata per i processi di biosintesi di altre molecole quali gli acidi grassi, colesterolo, ormoni steroidei e aminoacidi non essenziali come la prolina e la tirosina. Tale via rappresenta la maggior fonte produttiva di NADPH che verrà utilizzato proprio come agente riducente sia per le varie reazioni anaboliche che per mantenere elevato il livello di glutatione ridotto per i processi di detossificazione delle specie reattive perossidanti.

La prima tappa della via è catalizzata dalla **glucosio 6 fosfato deidrogenasi** che induce la deidrogenazione del glucosio-6-fosfato a 6-fosfoglucono-Δ-lattone, utilizzando come cofattore una molecola di NADP+ che preleverà gli equivalenti riducenti dal carbonio 1 del glucosio-6-fosfato con conseguente formazione di NADPH e H+.

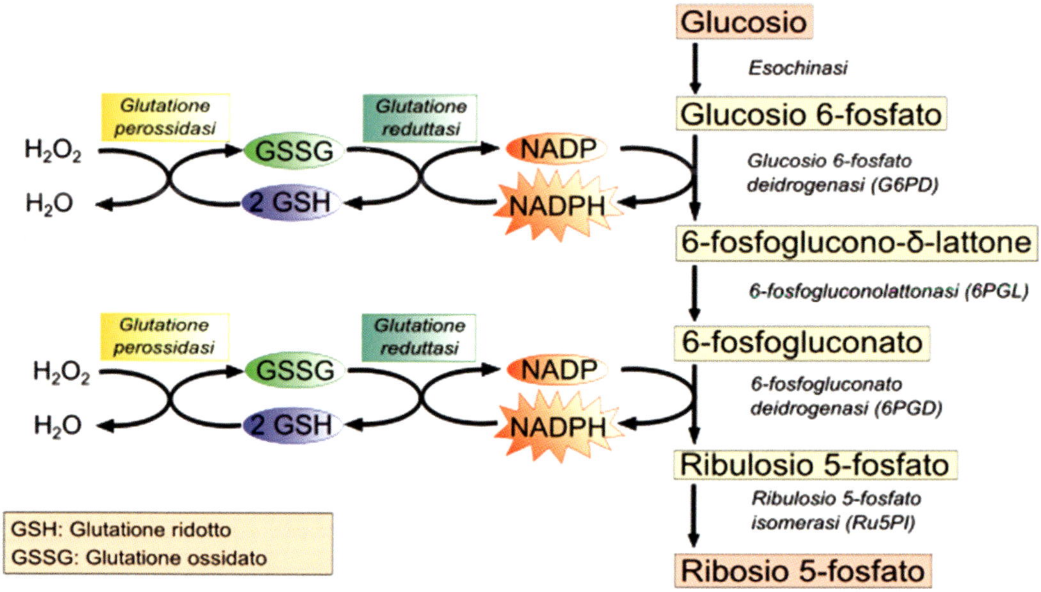

Figura 8. La via dei pentoso fosfati e la sintesi di glutatione.

La glucosio-6-fosfato deidrogenasi rappresenta dunque l'enzima chiave nella regolazione del flusso metabolico attraverso la via dei pentoso fosfati e quindi il principale fattore di controllo della velocità di produzione del NADPH. Uno dei principali modulatori della sua attività è il **rapporto citosolico $NADP^+$/NADPH**. Elevati livelli di NADPH inibiscono l'enzima poiché il coenzima ridotto è un potente inibitore competitivo della G6PD.

Il glucosio-6-fosfato rappresenta il metabolita che ritroviamo sia nella glicolisi che nella via dei pentoso fosfati, a seconda dei fabbisogni relativi di ATP, NADPH e ribosio-5-fosfato da parte della cellula e dunque a seconda della concentrazione citoplasmatica di ATP, ribosio 5 fosfato e NADP+.

Nel caso di un *aumentato fabbisogno di ATP*, la maggior parte del glucosio-6-fosfato sarà indirizzato nella via glicolitica. Se invece sono aumentati i fabbisogni di NADPH e/o ribosio-5-fosfato, la maggior parte dello zucchero fosforilato sarà utilizzato nella via dei pentoso fosfati. In base dunque alle necessità energetiche della cellula e alle richieste di NADPH e di acidi nucleici, la cellula verrà indirizzata verso l'una o l'altra via metabolica.

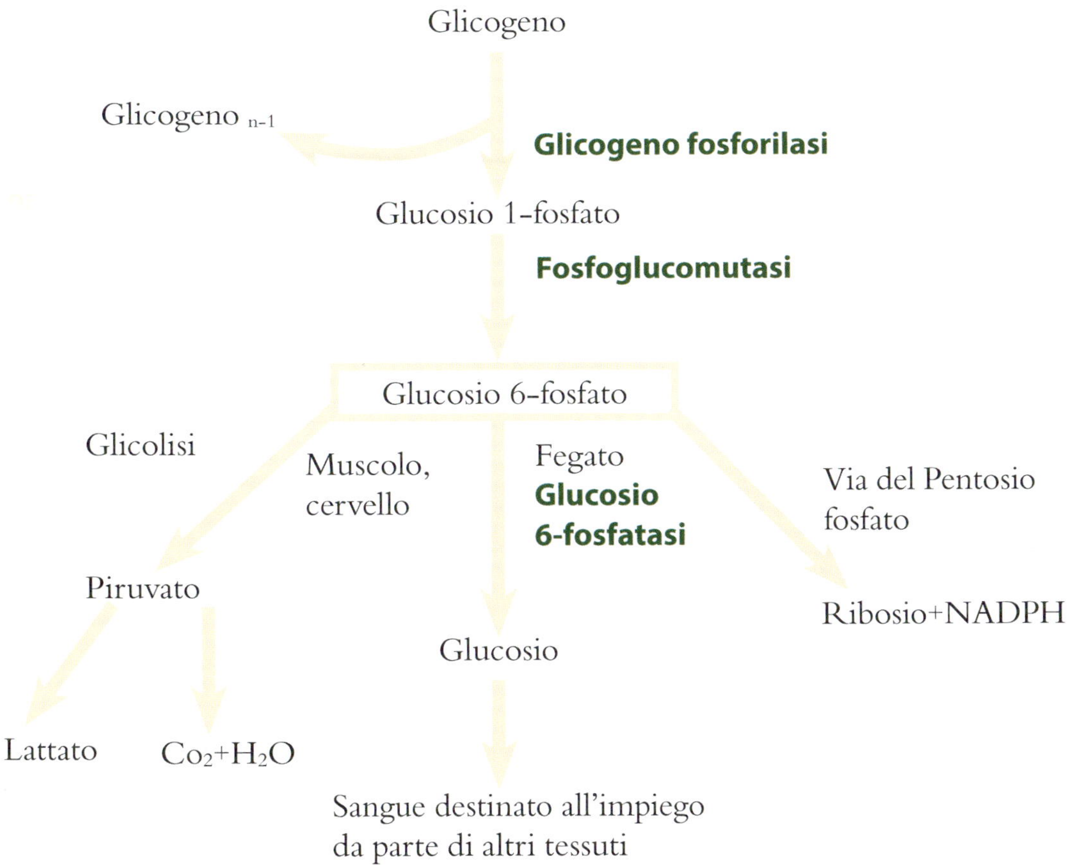

Figura 9. Metabolismo del glucosio 6 fosfato.

2.4 IL DNA MITOCONDRIALE E LE SUE ALTERAZIONI

Una delle caratteristiche peculiari dei mitocondri è la presenza al loro interno di un vero e proprio genoma, un DNA differente da quello nucleare il quale fornisce l'informazione necessaria alla fabbricazione di sotto unità importanti della catena respiratoria. Gli altri costituenti del mitocondrio sono invece sintetizzati dalla cellula secondo le specifiche informazioni previste dal genoma cellulare. Il mitocondrio vive quindi in totale simbiosi con la cellula, secondo un accordo di reciprocità rispettato da entrambi gli elementi.

Il DNA mitocondriale rispetto a quello nucleare è privo di un adeguato sistema di supporto e protezione, il che lo espone maggiormente ***all'azione nefasta dei radicali liberi***, che oltretutto approfittano della immediata vicinanza con le catene di trasporto degli elettroni presenti proprio nei mitocondri. Tale condizione potrà esprimersi con mutazioni e rotture dei frammenti a carico del DNA con un rischio decisamente più elevato rispetto al danno cui può andare incontro il genoma cellulare. Le mutazioni e le delezioni del genoma mitocondriale si riflettono sulla sintesi e l'attività dei componenti della catena respiratoria, codificate proprio dalle molecole di DNA. Le capacità bioenergetiche dei mitocondri diminuiscono fino a un livello-limite al di sotto del quale il normale funzionamento delle cellule e la loro sopravvivenza non possono più essere garantiti. Si è dimostrato che la maggior parte delle anomalie della struttura e della funzione dei mitocondri, trova origine proprio nelle mutazioni e nelle delezioni delle molecole di DNA che avvengono per tutta la vita dell'individuo all'interno di ogni singola cellula. Queste sono responsabili della perdita della capacità bioenergetica dei tessuti e degli organi, con conseguente attivazione dei processi di degenerazione e invecchiamento, oltre che alla induzione dei processi apoptotici[13-15].

Sembrerebbe altresì che il protrarsi delle alterazioni del genoma mitocondriale possa a sua volta contribuire ad incrementare la produzione di ROS innescando in tal modo un circolo vizioso involutivo a carico della cellula[16, 17].

Da queste considerazioni, risulta evidente come lo *stress ossidativo* rappresenti un fattore determinante nei processi che inducono alla ***disfunzione mitocondriale*** e come questa possa essere alla base dell'inefficienza energetica e funzionale dell'intero organismo. Oltre ai meccanismi antiossidanti *diretti*, il cui scopo primario è quello di contrastare la formazione dei radicali liberi, esiste un processo grazie al quale la cellula è in grado di far fronte *indirettamente* a tale condizione e consiste nella capacità di rigenerare costantemente i mitocondri disfunzionali, in un processo che viene definito di ***biogenesi mitocondriale***.

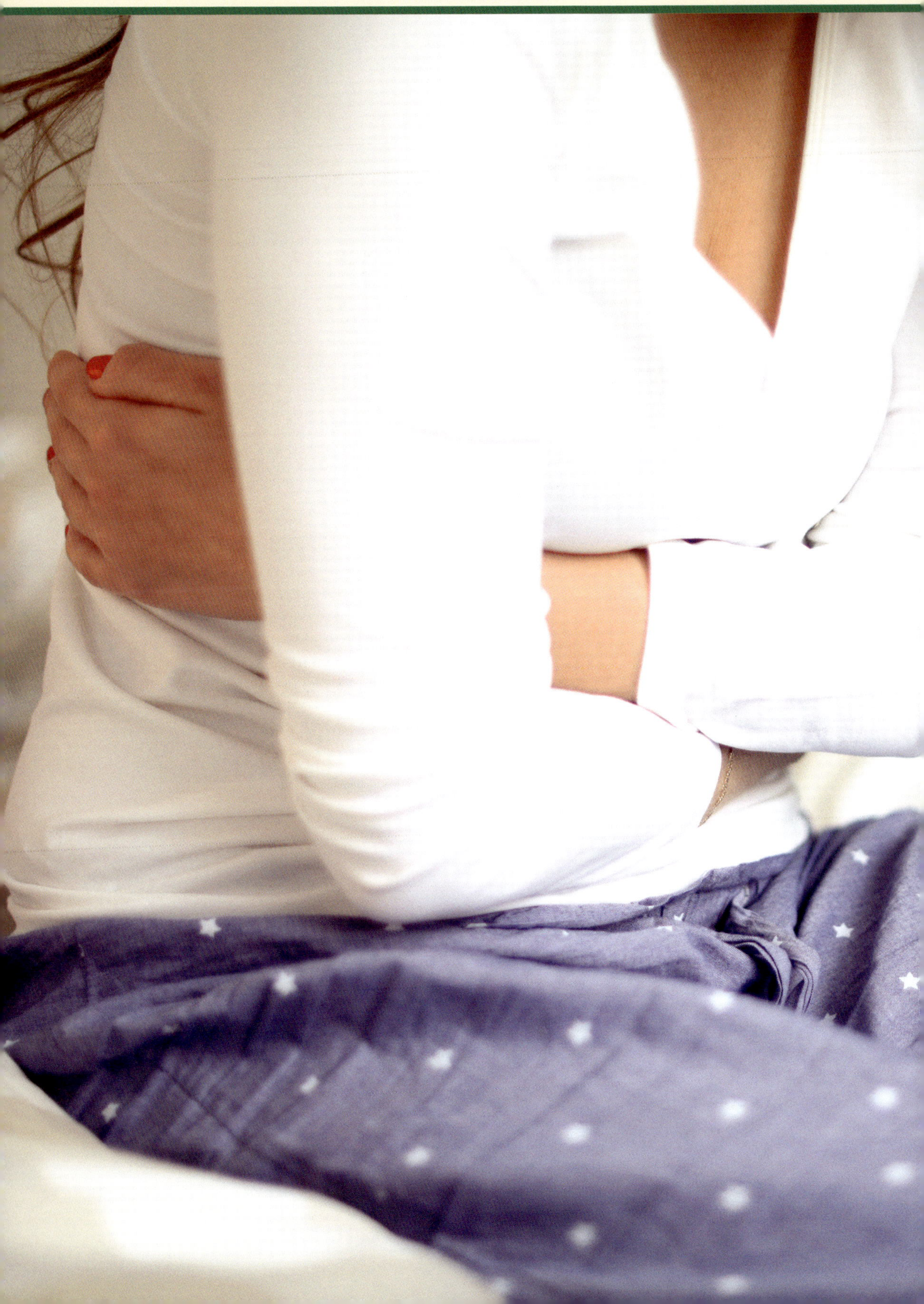

CAPITOLO 3

LA BIOGENESI MITOCONDRIALE

3.1 LE SIRTUINE

Le sirtuine (SIRTs) costituiscono una famiglia di proteine ad attività *deacetilasica NAD+ dipendente* in grado di deacetilare proteine istoniche e diversi fattori trascrizionali. Ovvero enzimi che rimuovono il gruppo acetilico da residui di lisina di substrati proteici o di istoni, in presenza del cofattore NAD+, dando luogo a nicotinammide (NAM) e al 2'-O-acetil-ADP-ribosio (a sua volta coinvolto nei meccanismi di regolazione delle SIRT)[18].

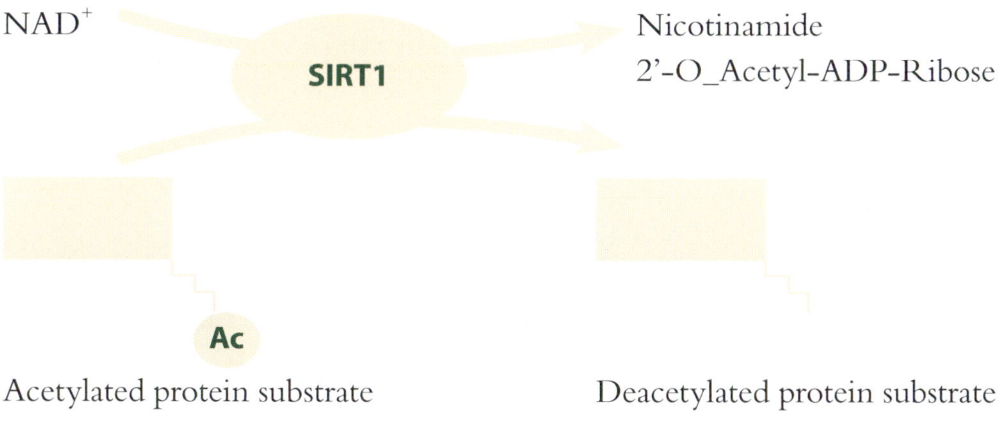

Figura 10. Deacetilazione NAD-dipendente catalizzata dalle Sirtuine.

Sono state riconosciute sette famiglie di sirtuine (SIRT1 – SIRT7) che si differenziano per la specificità tissutale, localizzazione cellulare, attività enzimatica e target molecolari. Per quanto riguarda la loro struttura, le sirtuine sono costituite da un dominio centrale catalitico di 275 amminoacidi in grado di legare il NAD+ e da una sequenza N-terminale e/o C-terminale di lunghezza variabile che è responsabile delle diverse proprietà biologiche e funzionali di ciascuna di esse. Dal punto di vista della localizzazione cellulare, esse occupano tre differenti compartimenti: le SIRT1, 2, 6, 7 sono localizzate nel nucleo; le SIRT1 e 2 sono dislocate anche nel citoplasma mentre le SIRT3, 4, 5 le riscontriamo a livello dei mitocondri. Fra tutte le sirtuine, quella che ha ricevuto più attenzione e su cui si sono focalizzate la maggior parte delle ricerche scientifiche è la SIRT1. Essa è localizzata prevalentemente nel nucleo ma, in risposta a particolari stimoli o condizioni fisiologiche, può essere traslocata nel citoplasma grazie ad un segnale di esportazione nucleare (NES) e ritornare nuovamente nel nucleo attraverso un segnale di localizzazione nucleare (NLS).

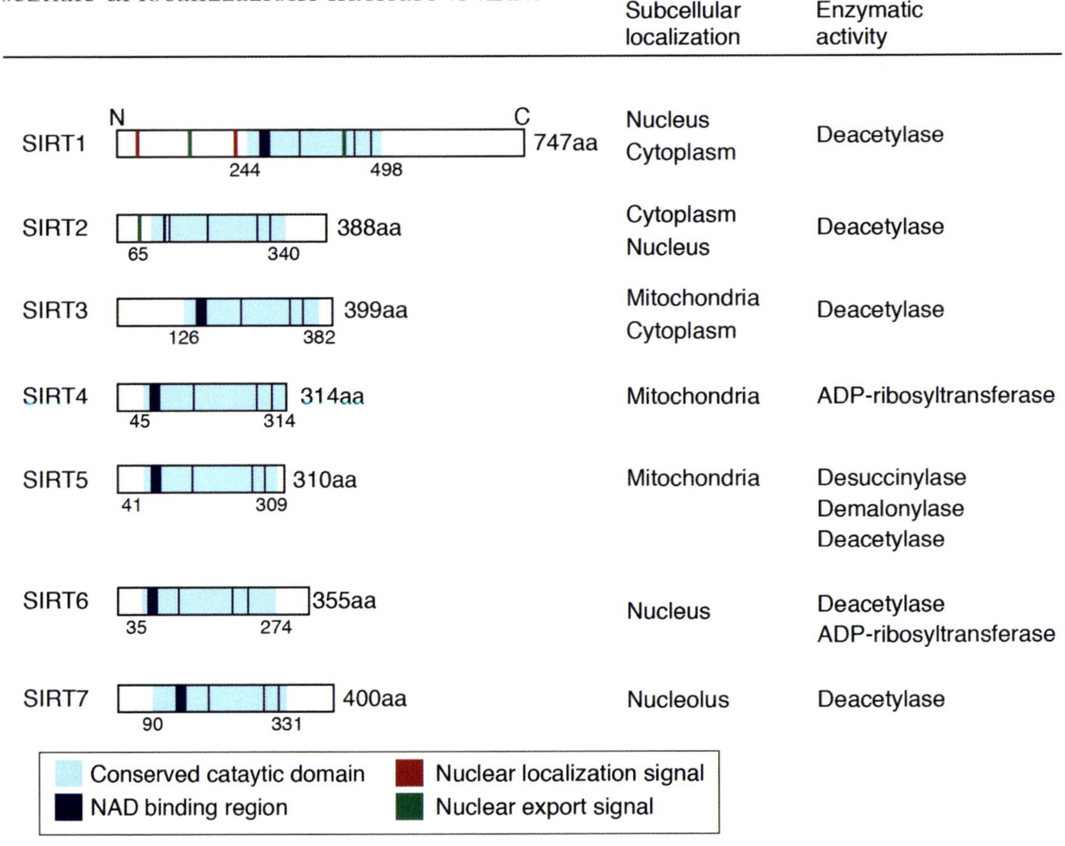

Figura 11. Famiglie delle sirtuine.

Considerando che le reazioni enzimatiche catalizzate dalle sirtuine richiedono NAD+ come substrato, *la loro attività può variare in maniera strettamente correlata al particolare status energetico/ossidativo della cellula.*

Il NAD (nicotinammide adenina dinucleotide) è un coenzima essenziale in molteplici processi metabolici che determinano produzione di energia come il ciclo di Krebs, la beta ossidazione degli acidi grassi e la fosforilazione ossidativa. È inoltre un cofattore necessario per le modifiche post-traduzionali come l'ADP ribosilazione e la deacetilazione ad opera delle sirtuine. Di conseguenza il NAD è implicato nella regolazione del metabolismo energetico, nei meccanismi di riparazione del DNA, nell'espressione genica e nella risposta allo stress. Numerosi studi hanno dimostrato che i livelli di NAD diminuiscono con l'invecchiamento o in particolari condizioni nutrizionali come l'obesità. Inoltre, un calo dei livelli di NAD è strettamente correlato allo sviluppo di vari disturbi metabolici come il diabete e all'insorgenza delle patologie neurodegenerative[19, 20].

Le sirtuine sono considerate dei veri e propri *sensori dello stato metabolico cellulare* in grado di indurre meccanismi adattivi così come dei mediatori della sopravvivenza cellulare in condizioni di stress, come la restrizione calorica o l'esercizio fisico, nelle quali la loro trascrizione risulta attivata. ***La capacità delle sirtuine di svolgere attività deacetilasica su svariati fattori di trascrizione, consente di regolare l'espressione genica di innumerevoli attività biologiche***. Questi enzimi infatti giocano un ruolo chiave nella regolazione di molti aspetti del metabolismo cellulare: da quello energetico e di biosintesi, alla sensibilità insulinica. Inoltre sono coinvolti in tutti quei processi che ritardano l'invecchiamento, nei processi di riparazione del DNA, nella regolazione del ciclo cellulare, nell'inibizione dell'apoptosi, nella ***biogenesi mitocondriale***, nei processi infiammatori, nell'autofagia e nella regolazione del ritmo circadiano[21-23].

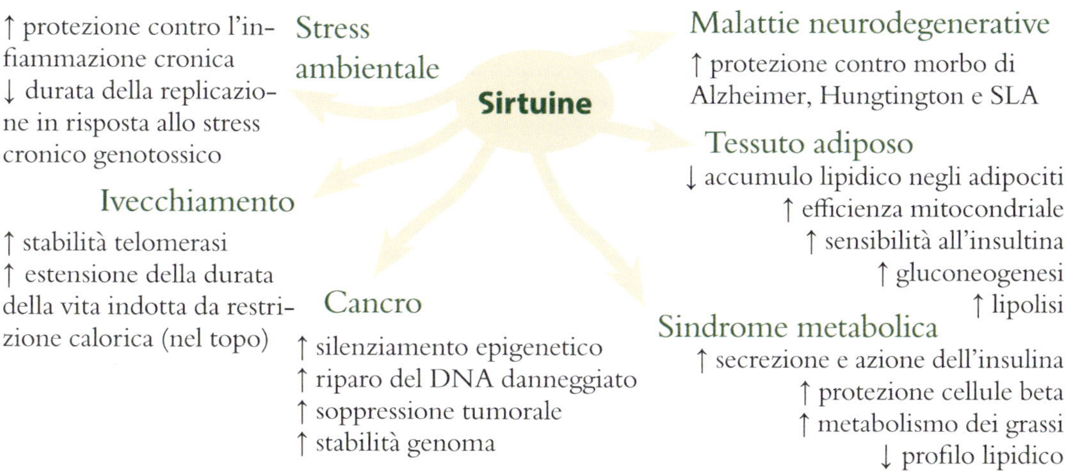

Figura 12. Principali funzioni delle sirtuine.

Tra i principali fattori di trascrizione sui quali le sirtuine esplicano la loro attività di regolazione deacetilasica vi sono: **p53, FOXO1, Ku70, NF-Kb, PPAR** e soprattutto ***PGC-1α*** che è direttamente coinvolto nei processi di biogenesi mitocondriale.

SIRT1 E P53: INIBIZIONE DELL'APOPTOSI

La proteina p53 è coinvolta nel controllo del ciclo cellulare e possiede nella regione C-terminale, vari potenziali siti di acetilazione su residui di lisina dove SIRT1 può esplicare la sua attività catalitica. La p53 in forma acetilata attiva il programma trascrizionale con aumento della proliferazione cellulare e dell'apoptosi. Infatti, nelle cellule tumorali e cancerogene, questo fattore di trascrizione è iperacetilato. *In vitro* e *in vivo*, in modelli animali, l'iperespressione di SIRT1 rallenta la proliferazione cellulare e inibisce l'apoptosi mediante la deacetilazione di p53, indicando SIRT1 come un potenziale bersaglio di farmaci antitumorali. La regolazione di p53 risulta anche essere influenzata dalle ***alte concentrazioni di glucosio e nel diabete***: la metformina infatti favorisce la sovraespressione di SIRT1[24-26].

SIRT1 E FOXO1: RESISTENZA ALLO STRESS E SOPRAVVIVENZA CELLULARE

La famiglia FOXO (*Forkhead box type O*) è formata da 4 proteine (FOXO1-4) coinvolte in diverse attività cellulari quali la risposta allo stress ossidativo, la regolazione del ciclo cellulare e la risposta all'insulina. In seguito ad uno stress cellulare, l'aumento di espressione di SIRT1 provoca la deacetilazione del fattore trascrizionale FOXO con conseguente incremento di espressione di geni coinvolti nella resistenza allo stress, nel rallentamento del ciclo cellulare e nella inibizione dell'apoptosi.

L'isoforma FOXO1 è coinvolta nel meccanismo di trasduzione intracellulare dell'insulina. L'insulina, tramite l'enzima AKT (detto anche proteinchinasi B) regola l'espressione di diversi enzimi gluconeogenici e lipogenici mediante il controllo dell'attività di FOXO1, che si trova soprattutto nei tessuti responsivi all'insulina, quali il fegato, il tessuto adiposo e le cellule beta pancreatiche. L'attivazione di FOXO1 mediante acetilazione di residui lisinici induce la sua traslocazione dal nucleo al citoplasma, inibendo l'attivazione degli enzimi gluconeogenici e favorendo l'attivazione dei geni coinvolti nella glicolisi quali la glucosio-6-fosfatasi. In condizioni di digiuno prolungato o di restrizione calorica, la sovraespressione e l'attivazione di SIRT1 inducono la deacetilazione di FOXO1 che ritorna nel nucleo, favorendo la gluconeogenesi e inibendo la glicolisi. Pertanto, è fondamentale il ruolo di SIRT1 nella regolazione del metabolismo energetico cellulare[27, 28].

SIRT1 e Ku70: aumento dell'attività di riparazione del DNA

SIRT1 interagisce direttamente con Ku70, una proteina coinvolta nella riparazione del DNA, con la quale forma un complesso. L'interazione tra SIRT1 e Ku70 porta ad un aumento dell'attività di *riparazione del DNA* e promuove la sopravvivenza cellulare in risposta allo stress.

SIRT1 e NF-κB: inibizione dell'apoptosi e regolazione della risposta immunitaria

Il fattore nucleare kB è un fattore dimerico di trascrizione che regola l'espressione di geni coinvolti nella risposta immunitaria e infiammatoria, nella proliferazione e differenziamento cellulare. Uno dei principali meccanismi di inattivazione di NF-kB è la deacetilazione che avviene tramite interazioni del fattore stesso con co-repressori, gli enzimi HDACs. Questi traslocano un gruppo acetile dai cinque residui di lisina della proteina ad altri substrati. SIRT1 deacetila selettivamente la componente p65 della proteina sul residuo di Lys 310, portando alla sua inattivazione. Un recente studio ha dimostrato che oltre a bloccare la proliferazione cellulare, SIRT1 agendo su NF-kB sensibilizza le cellule all'apoptosi indotta dal TNF-α.

SIRT1 e PPARγ: inibizione della lipogenesi e stimolazione della lipolisi

I ***recettori attivati dai proliferatori dei perossisomi*** (PPAR) sono recettori ormonali nucleari che mediano a livello trascrizionale gli effetti degli acidi grassi e dei loro derivati, intervenendo in numerose funzioni quali il metabolismo dei glucidi, dei lipidi, la proliferazione e il differenziamento cellulare, l'angiogenesi e l'infiammazione. Sono note tre isoforme derivanti da tre geni diversi: PPAR-α, PAR-δ/β e PPAR-γ codificate rispettivamente dai geni NR1C1, NR1C2 e NR1C3. Tutte le isoforme presentano caratteristiche simili sia dal punto di vista strutturale che funzionale ma si distinguono principalmente per la diversa distribuzione tissutale. Infatti il PPAR-α è maggiormente espresso nei tessuti ad alto catabolismo di acidi grassi quali fegato, cuore, rene e muscolo; PPAR-γ è presente soprattutto nel tessuto adiposo e nel polmone mentre PPAR-δ/β è espresso in diversi tessuti ed il suo ruolo specifico non è stato ancora ben chiarito. Il recettore PPAR-γ una volta attivato, svolge un ruolo in molti processi biologici, quali il differenziamento degli adipociti, il metabolismo lipidico e l'omeostasi glicidica. SIRT1 agisce come regolatore negativo nel processo adipogenico e in risposta a restrizione calorica, lega PPARγ attraverso il cofattore PGC-1α, inibisce l'adipogenesi e stimola la lipolisi, cioè la mobilizzazione degli acidi grassi.

SIRT 1 E PGC 1 ALFA: BIOGENESI MITOCONDRIALE

Il PGC-1α (coattivatore 1 del proliferatore gamma del perossisoma) è uno tra i più studiati co-attivatori trascrizionali del nostro organismo appartenente alla famiglia PPAR, che come abbiamo già visto, rappresentano dei fattori di trascrizione in grado di regolare il metabolismo dei lipidi e delle lipoproteine, l'omeostasi del glucosio, la proliferazione e la differenziazione cellulare e l'apoptosi. In particolare PGC-1α è un modulatore della risposta cellulare all'insulto ossidativo e infiammatorio[29]. Strutturalmente la proteina PCG-1α è costituita da un dominio N-terminale, in cui è localizzato il sito di legame per molecole attivatrici della proteina stessa, una regione centrale che contiene il sito di legame per i fattori di trascrizione ed un dominio C-terminale in cui è presente una regione di riconoscimento per l'RNA.

Lo stato conformazionale di PGC-1α può essere attivato da SIRT1 attraverso la sua azione deacetilasica, influenzando così tutti i processi in cui questo fattore è coinvolto. Esso può inoltre essere attivato dalla fosforilazione dovuta a diverse chinasi tra cui p38MAPK (p38 chinasi proteiche attivate dal mitogeno), CaMK (adenosina monofosfato ciclico) e AMPK (proteina kinasi dipendente dall'adenosina monofosfato).

Una volta attivato PGC-1α trasloca nel nucleo, dove tramite l'interazione con una vasta gamma di fattori trascrizionali, inclusi il NRF-1 e NRF-2, l'ERRα e il PPAR, attiva la trascrizione di geni coinvolti in diverse risposte biologiche implicate nella gluconeogenesi, nella termogenesi, nel metabolismo del glucosio e degli acidi grassi, nella fosforilazione ossidativa, nel sistema di difesa antiossidante e nel fondamentale meccanismo della ***biogenesi mitocondriale***.

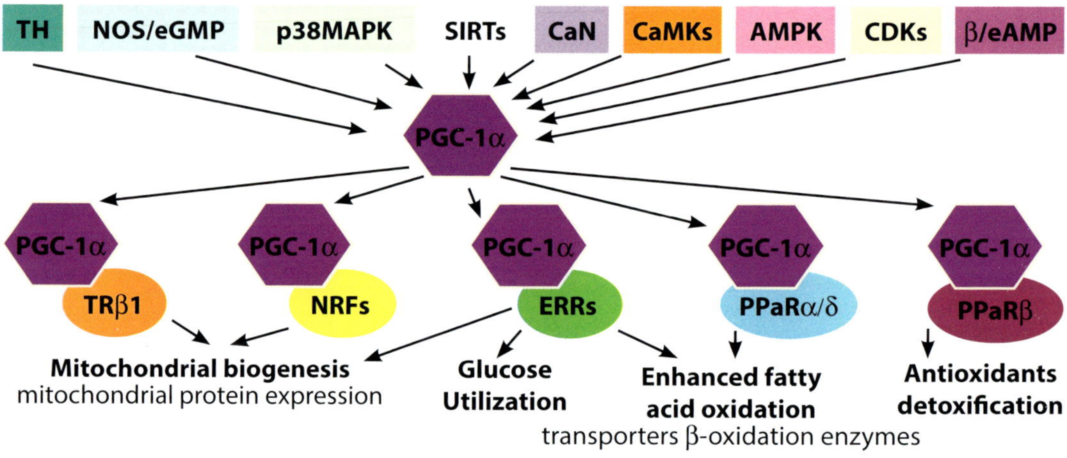

Figura 13. Cascata di attivazione di PGC-1α e sue funzioni.

PGC-1α risulta particolarmente attivo nei meccanismi di adattamento muscolare, indotto specialmente dall'attività fisica di resistenza, che vede coinvolti i processi di *angiogenesi* e *mitocondriogenesi* oltre che nel contrastare i fenomeni di *atrofia muscolare*, ripristinando il corretto metabolismo mitocondriale e regolando i processi di proteolisi[30-34].

PGC-1α è inoltre necessario per aumentare la trascrizione di alcune subunità dell'isoenzima lattato deidrogenasi (LDH) e mantenere quindi l'omeostasi del lattato durante la contrazione muscolare in risposta ad attività fisica[35, 36].

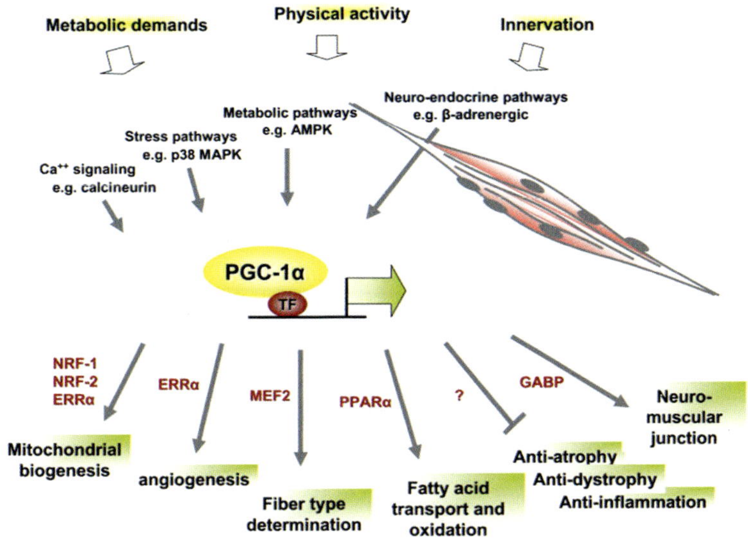

Figura 14. Schema del ruolo di PGC1 alfa nella plasticità muscolare.
I segnali fisiologici (in alto) vengono trasdotti mediante una cascata di segnalazioni che influenzano le funzioni di PGC1 alfa. A sua volta quest'ultima interagisce e attiva una serie di fattori di trascrizione (in rosso) portando all'attivazione di svariate attività geniche (in basso).

Riveste anche un ruolo funzionale nei processi di *detossificazione dei ROS*. Oltre a promuovere l'incremento del numero e dell'attività dei mitocondri, co-regola l'induzione di un gruppo di proteine coinvolte nella *risposta cellulare allo stress ossidativo mitocondriale*. Tale regolazione positiva aumenta la capacità cellulare di eliminare i ROS, prevenendo disfunzioni endoteliali e morte per apoptosi, in risposta a condizioni di stress, come per esempio *elevati livelli di glucosio*. È stato infatti dimostrato che PGC-1α, sia in condizioni normali che in condizioni di stress ossidativo, induce l'espressione di geni implicati nel sistema di difesa antiossidante, come SOD1, SOD2, GPX, CAT, PRX3, PRX5, TRX2, TRXR2 e UCP-2 tramite probabilmente una diretta interazione con il promotore di questi geni. PGC-1α svolge dunque un ruolo chiave nell'omeostasi delle cellule endoteliali e delle cellule muscolari lisce, agendo sullo stress ossidativo, sull'apoptosi, sull'infiammazione e sulla proliferazione cellulare. La capacità di influenzare questi parametri è rilevante per la progressione della malattia vascolare, in particolare in relazione all'aterosclerosi[37, 38].

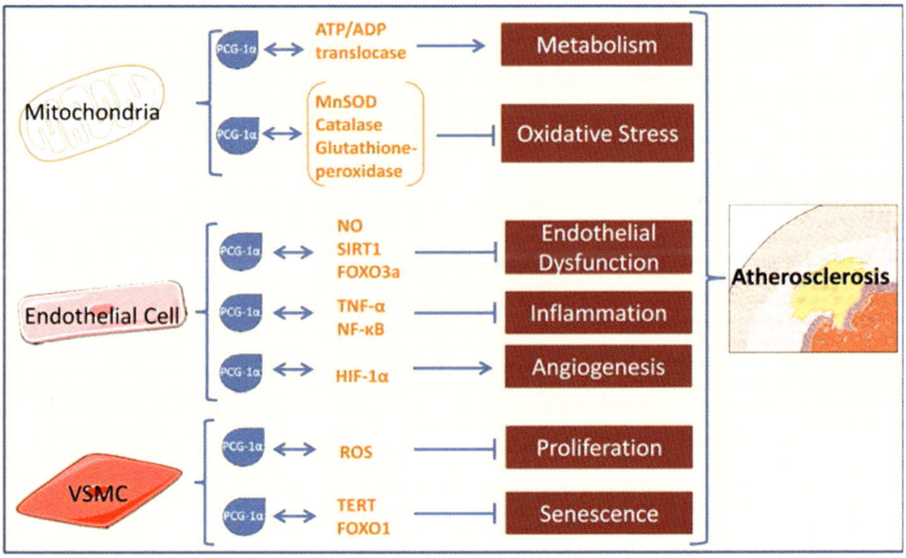

Figura 15. Meccanismi attraverso i quali PGC-1α influenza il sistema vascolare e regola la progressione della malattia aterosclerotica.

Gli agenti ossidanti che sfuggono ai meccanismi di controllo regolatorio da parte dell'organismo (come ad esempio quelli indotti dal fumo di sigaretta), sono in grado di inibire l'attività funzionale di SIRT1 riducendone i livelli mediante modificazioni post traduzionali. La diminuita concentrazione di SIRT1 avrà come diretta conseguenza l'acetilazione di alcuni fattori trascrizionali come FOXO3, p53 e NF-KB nonché modificazioni degli istoni H3 e H4. L'acetilazione di tali molecole comporta una trascrizione anomala di geni pro infiammatori, antiossidanti, pro-senescenti e pro-apoptotici coinvolti nello stress ossidativo, nell'infiammazione e nella senescenza cellulare prematura[39].

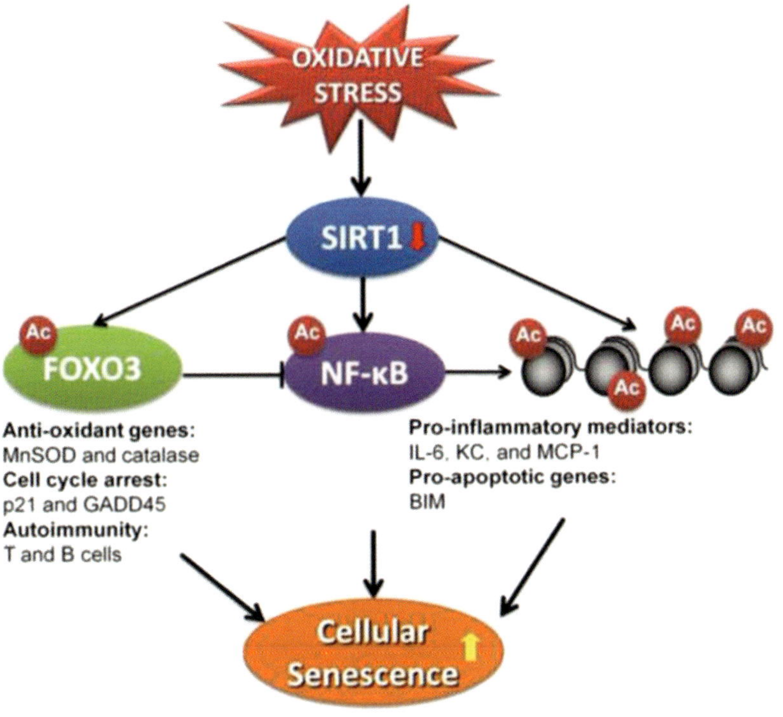

Figura 16. SIRT1 nella regolazione dell'infiammazione e della senescenza cellulare.

Di seguito uno schema riassuntivo delle principali attività di natura deacetilasica svolte da SIRT1, con i rispettivi fattori di trascrizione coinvolti:

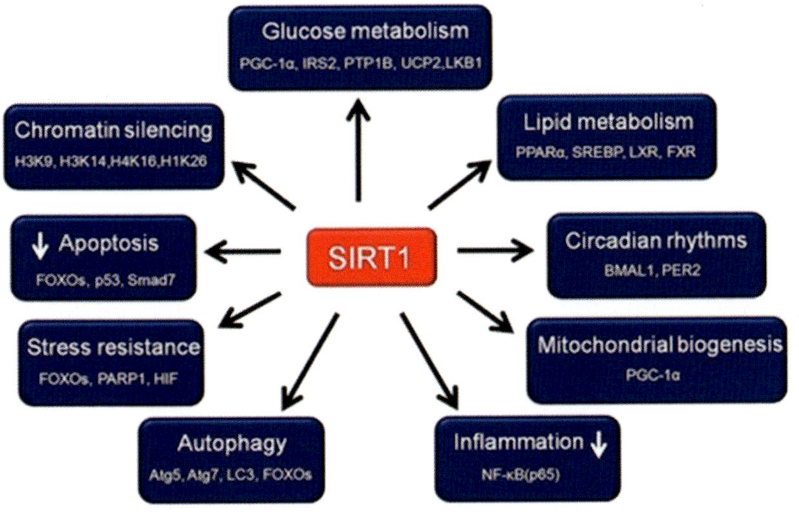

Figura 17. sintesi dei principali fattori di trascrizione delle sirtuine.

3.2 L'ENZIMA AMPK

L'**AMPK** (*proteina kinasi dipendente dall'adenosina monofosfato*) è un regolatore fondamentale del metabolismo cellulare, in grado di riconoscere ogni minima oscillazione dei substrati energetici endogeni. Il nostro organismo è in grado di ricavare energia in seguito a processi di idrolisi che vedono coinvolti i legami ad alto potenziale energetico dell'ATP, con liberazione di molecole di fosfato e conseguente formazione di ADP e AMP. In condizioni di bassa disponibilità di nutrienti o di intenso sforzo fisico, si verificano cambiamenti nel rapporto AMP/ATP a livello intracellulare (diminuisce la concentrazione di ATP a favore di quella dell'AMP) che indurrà la cellula a produrre nuovo ATP a partire da glucosio, aminoacidi o acidi grassi. Ciò avviene grazie all'attivazione dell'AMPK che promuoverà *l'aumento della beta ossidazione degli acidi grassi, la riduzione della concentrazione del colesterolo e dei trigliceridi nel sangue e la captazione del glucosio a livello cellulare grazie alla biosintesi di GLUT 4 con conseguente riduzione dei livelli di insulina nel sangue*. È noto come l'AMPK sia fortemente implicato nel metabolismo e nella regolazione dell'insulina a livello pancreatico e come *l'aumento delle concentrazioni di glucosio* con conseguente rilascio di insulina, sia associato ad una ridotta espressione di AMPK[40-42].

Dunque ogni qual volta lo stato energetico cellulare è compromesso, AMPK viene attivato in seguito all'aumentato rapporto AMP/ATP ed agisce per ripristinare l'omeostasi energetica, riducendo al contempo i processi anabolici non essenziali che richiederebbero dispendio di energia, al fine di bilanciare l'apporto di nutrienti. Esso è in grado di regolare l'equilibrio energetico dell'intero organismo agendo anche sulla regolazione ormonale ipotalamica relativa al senso di fame e sazietà nonchè sui ritmi circadiani. È stato dimostrato che l'attivazione *acuta* di AMPK promuove il trasporto di glucosio e l'ossidazione degli acidi grassi sopprimendo l'attività della glicogeno-sintasi e la sintesi proteica. L'attivazione *cronica* di AMPK favorisce un rimodellamento nella composizione del tipo di fibra muscolare, riduce i marcatori della degenerazione muscolare e ne migliora la capacità ossidativa stimolando la biogenesi mitocondriale[43, 44].

AMPK è un complesso eterotrimerico composto da una parte catalitica alfa e una parte regolatoria formata da una subunità beta ed una subunità gamma:

- la **subunità alfa** contiene un dominio altamente conservato nella porzione N-terminale che permette, quando ***fosforilato*** su un residuo di treonina

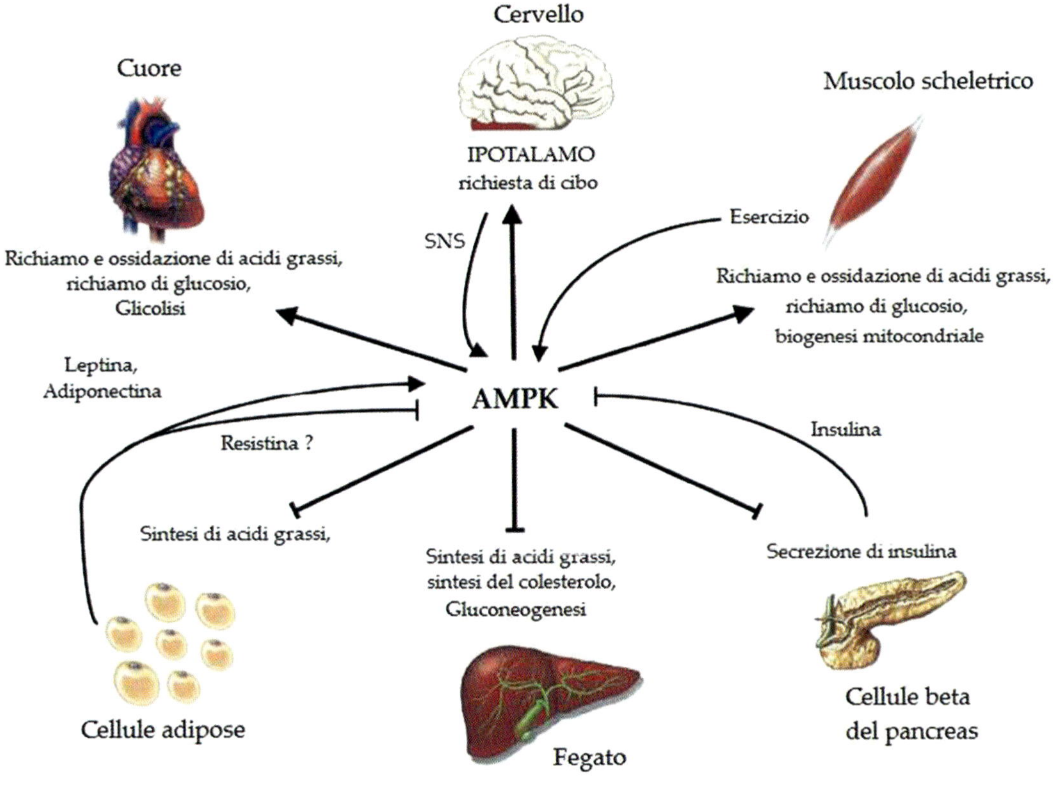

Figura 18. Differenti ruoli di AMPK nel controllo del metabolismo energetico nell'intero organismo.

in posizione 172, l'attivazione di AMPK; una regione C-terminale che è coinvolta nel legame con le subunità regolatorie beta e gamma e una sequenza auto-inibitoria (AIS);

- la **subunità beta** ha due domini principali: il dominio di legame ai carboidrati (CBM) e una regione C-terminale, mediante la quale si lega al restante complesso;
- la **subunità gamma** è la subunità principale in quanto è la sola in grado di percepire i cambiamenti dei rapporti AMP/ATP e poter così attivare il complesso enzimatico AMPK. Nella regione N-terminale della subunità gamma sono presenti quattro domini identici ripetuti in tandem detti CBS o domini Bateman. Ciascuno di questi domini lega una molecola di AMP o di ATP.

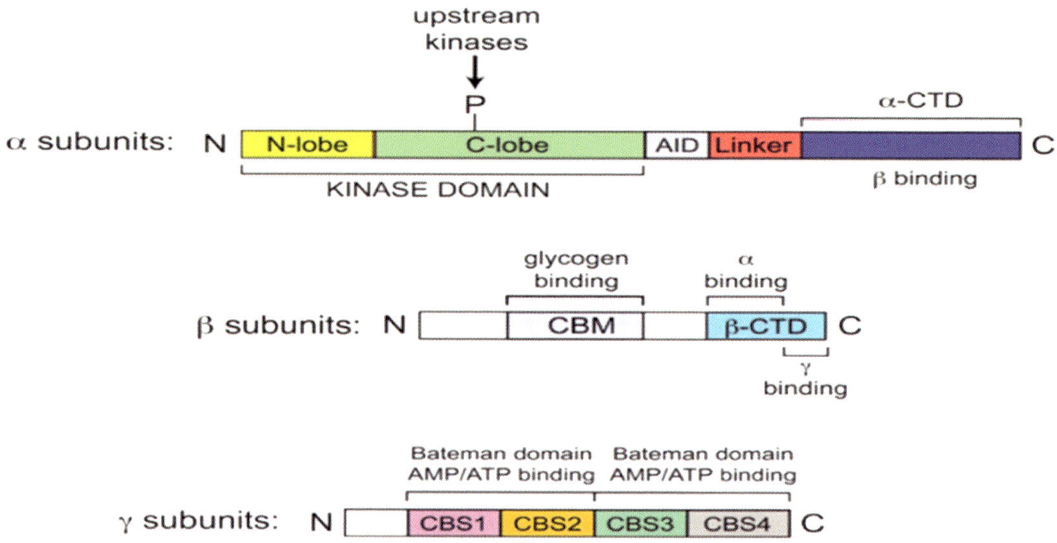

Figura 19. Struttura dell'AMPK. *Lobo N, lobo N-terminale del dominio chinasi, lobo C, lobo C-terminale del dominio chinasi, dominio auto-inibitore (AID), dominio sub terminale della subunità alfa CTD, modulo legante i carboidrati (CBM), dominio C terminale Beta CTD, domini di Bateman (CBS 1,2,3,4)*

È proprio il legame dell'AMP ai domini Bateman che promuove l'attivazione allosterica dell'AMPK. Tutti questi meccanismi assicurano una risposta estremamente sensibile ad ogni piccolo aumento di AMP e poiché la sua attivazione è antagonizzata da alte concentrazioni di ATP, il sistema risponde non semplicemente ad un incremento dell'AMP ma all'aumentato rapporto AMP/ATP all'interno della cellula.

La principale modalità di regolazione del complesso AMPK riguarda il processo di fosforilazione del residuo di treonina 172 da parte della chinasi LKB1. È una chinasi che viene attivata in seguito ad un incremento dei livelli di AMP, inducendo fosforilazione del residuo di treonina 172 presente sulla subunità alfa.

In particolare, l'AMP lega l'AMPK causando una modificazione conformazionale e rendendola un buon substrato per l'LKB1 che fosforilandola la attiva. In questo modo in condizioni di stress metabolico che può essere sia fisiologico, come un intenso sforzo fisico, sia patologico come ipossia o ischemia, l'attivazione dell'AMPK permetterà di ripristinare i livelli di ATP attivando processi catabolici legati sia al metabolismo dei carboidrati che a quello degli acidi grassi[45, 46].

L'attività enzimatica dell'AMPK è strettamente relazionata anche all'azione delle ***adipochine***. Si tratta di un complesso di sostanze di natura ormonale secrete dal tessuto adiposo, in grado di controllare il bilancio energetico dell'organismo e manifestando i loro effetti su svariati tessuti del corpo: sul tessuto adiposo e sul fegato (dove si accumulano le riserve energetiche), sull' ipotalamo (responsabile del controllo della fame e della sete) e sul muscolo scheletrico (in cui la richiesta di substrati energetici è continua per lo svolgimento della contrazione muscolare). Tra le varie ***adipochine*** coinvolte nel metabolismo energetico, un ruolo di particolare interesse è svolto dalle adinopectine. Esse sono in grado di stimolare l'ossidazione degli acidi grassi a livello muscolare, aumentare la sensibilità epatica all'insulina e inibire la formazione di glucosio nel fegato (gluconeogenesi epatica), determinando in tal modo un miglioramento dell'omeostasi energetica di tutto il corpo. Presenta inoltre importanti effetti antinfiammatori che comprendono sia la soppressione della produzione di citochine infiammatorie, come TNF-α e IL-6, proteina C e fattori di crescita, sia la modulazione dell'espressione della citochina antinfiammatoria IL-10 nei monociti e macrofagi[47]. L'adinopectina a livello del muscolo scheletrico è in grado di stimolare l'AMPK che a sua volta determina l'inibizione dell'enzima acetil-CoA carbossilasi mediante fosforilazione, con conseguente stimolazione dell'ossidazione degli acidi grassi[48, 49]. La *grelina* e la *leptina* (fondamentale segnale di sazietà a livello cerebrale), hanno attività rispettivamente stimolante e inibente l'AMPK mentre la *resistina* prodotta dai macrofagi in seguito ad un aumento del tessuto adiposo, sopprime l'attività dell'AMPK e favorisce insulino resistenza.

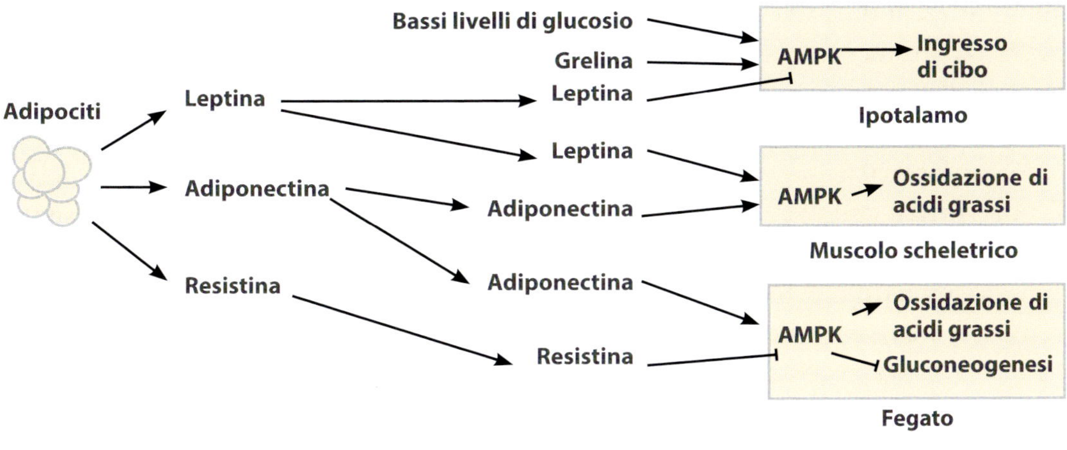

Figura 20. Adipochine e AMPK.

AMPK può dunque essere considerato un vero e proprio sensore biochimico in grado di modulare lo stato di salute dell'organismo, mediante l'attivazione di una serie di meccanismi che inducono l'ossidazione degli acidi grassi, l'omeostasi del metabolismo glicidico, l'aumento delle difese ossidative e la riduzione dei processi infiammatori (grazie all'inibizione dei segnali d'attivazione NF-KB). È possibile affermare che l'AMPK è in grado di controllare il processo di invecchiamento attraverso una rete integrata di segnali che coordinano un miglior controllo dell'omeostasi metabolica ed energetica, una maggiore resistenza allo stress ossidativo e un meccanismo di pulizia cellulare. Si è visto come l'attivazione di AMPK sia in grado di modulare il fenomeno dell'autofagia attraverso la segnalazione di mTOR e ULK1[50].

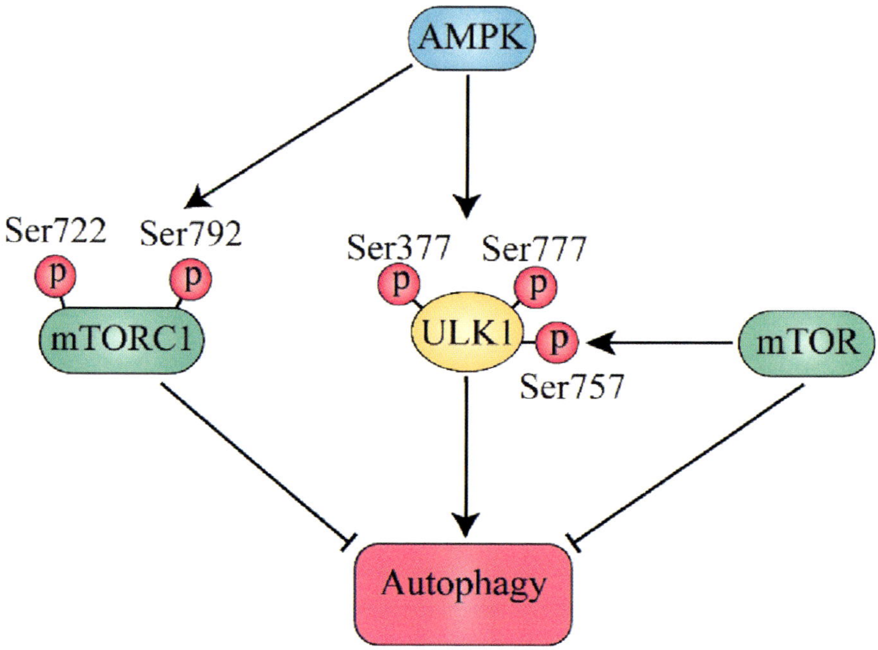

Figura 21. Regolazione dei meccanismi di autofagia dell'AMPK. *AMPK stimola l'autofagia mediante fosforilazione di ULK1 su Ser377 e Ser777. La via di segnalazione mTOR inibisce l'autofagia mediante fosforilazione di ULK1 sul Ser757. AMPK attiva indirettamente l'autofagia sopprimendo mTORC1 attraverso la sua fosforilazione a Ser722 e Ser792.*

La reattività della segnalazione di AMPK tende a ridursi con l'invecchiamento, rendendo sempre meno efficienti le capacità protettive della cellula[51].

Decline in AMPK activation with aging:

Decreases autophagy	**Increases inflammation**
Increasesoxidative stress	**Increases fat deposition**
Increases endoplasmic stress	**Induces hyperglycemia**
Increases apoptotic resistance	**Enhances metabolic syndrome**

Di seguito uno schema riassuntivo delle principali attività svolte da AMPK riguardanti l'intero metabolismo energetico dell'organismo:

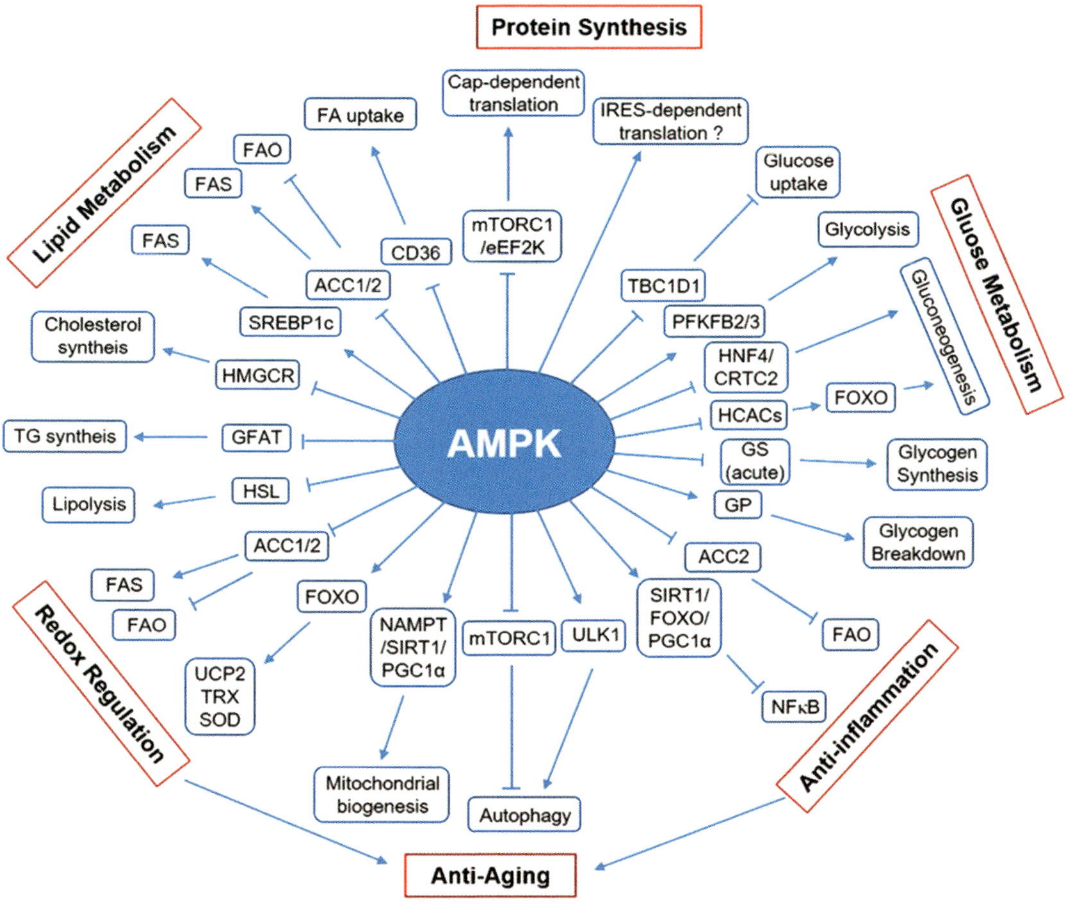

Figura 22. Funzioni metaboliche di AMPK. *Lo schema sintetizza i meccanismi di regolazione indotti da AMPK sulle diverse vie metaboliche. La freccia indica l'attivazione e la linea a barra indica l'inibizione.*

3.3 MECCANISMI DI REGOLAZIONE

La *disfunzione mitocondriale* si traduce con uno stato di inefficienza energetico/metabolica che può coinvolgere l'intero organismo. Il principale responsabile di tale meccanismo involutivo vede come protagonista indiscusso lo *stress ossidativo*, vale a dire l'impossibilità da parte del nostro organismo di far fronte e contrastare in maniera adeguata la produzione di ROS. Oltre alla produzione endogena conseguente al processo di respirazione cellulare, lo sviluppo dei ROS è sostenuto da diversi fattori esogeni quali l'inquinamento ambientale, il fumo di sigaretta, l'alimentazione, l'utilizzo di farmaci, lo stress psicofisico.

L'organismo ha sviluppato un duplice meccanismo in grado di ostacolare adeguatamente il processo di disfunzione mitocondriale, a patto che esso venga messo nelle condizioni ottimali di poterlo fare:

- un ***meccanismo diretto*** messo in atto dalle nostre difese antiossidanti di natura enzimatica e non enzimatica, il cui ruolo è quello di neutralizzare direttamente la formazione dei ROS.
- un ***meccanismo indiretto*** che prevede la sintesi di nuovi organelli mitocondriali che andranno a sostituire gli elementi disfunzionali: la *Biogenesi Mitocondriale*.

La ***biogenesi mitocondriale*** è un processo particolarmente complesso che coinvolge due diverse componenti genomiche: mitocondriale e nucleare. Il genoma mitocondriale fornisce 13 catene polipeptidiche che entrano a far parte dei complessi della catena respiratoria mentre il genoma nucleare fornisce tutte le restanti proteine che andranno a costituire un proteoma di circa 1500 elementi. *L'espressione dei geni mitocondriali* è sotto il controllo di un network di fattori trascrizionali e co-regolatori che possono essere attivati costantemente da stimoli differenti, che non riguardano soltanto le aumentate richieste energetiche conseguenti ad esercizio fisico o a restrizione calorica, ma anche a condizioni di natura infiammatoria e di stress ossidativo con accumulo di ROS e NO [52-58]. Quest'ultimo funziona come messaggero nelle vie di trasduzione del segnale che portano all'espressione di geni metabolici coinvolti nel metabolismo ossidativo, nella vasodilatazione e nella contrazione dei muscoli scheletrici. Diverse linee di evidenza dimostrerebbero che NO potrebbe agire come un regolatore chiave dell'espressione di PGC-1α[59].

La modulazione del network genetico porterà dunque ad un'attivazione della funzionalità mitocondriale, ad una rimodulazione della loro massa, ad un aumento del loro numero e ad una specifica localizzazione nelle aree cellulari necessarie, *determinando in tal modo un aumento della loro capacità metabolica* che si tradurrà in una maggiore sintesi di ATP, aumento di calore, maggiore consumo di substrati energetici nonché ad un aumento delle capacità difensive anti-radicaliche, antinfiammatorie ed anti-apoptotiche.

I principali fattori trascrizionali coinvolti nell'espressione genica della biogenesi mitocondriale sono rappresentati dall'asse sinergico **SIRT1-PGC-1α**[29, 60, 61].

Il meccanismo di regolazione dell'attività di SIRT1 è intimamente correlato alla concentrazione intracellulare di NAD+. Come già detto in precedenza, l'attività deacetilasica di SIRT1 è NAD+ dipendente ed i prodotti finali di tale reazione saranno rappresentati dalla nicotinammide (NAM) e da una molecola di 2'-O-acetil-ADP-ribosio. Il NAD è dunque il cofattore essenziale per la reazione di SIRT1 essendo un suo potente attivatore, mentre il NAM è un suo inibitore non competitivo. Il meccanismo di conversione da NAM a NAD è mediato dalla NAMPT (nicontinamide fosforibosil tran-

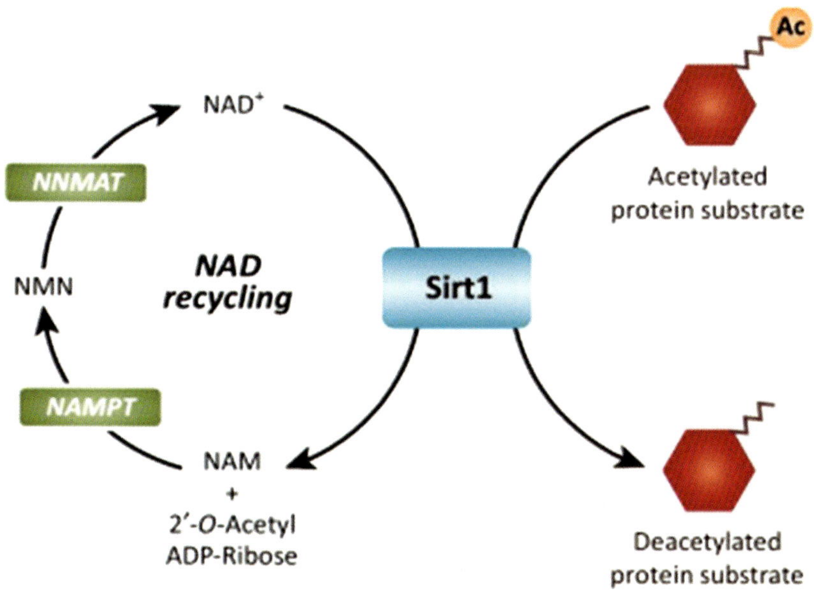

Figura 23. Rigenerazione del NAD da parte di NAMPT. *Il NAM viene riciclato per rigenerare il NAD+ grazie all'attività enzimatica del NAMPT (nicotinamide fosforibosiltransferasi) e del NNMAT (mononucleotide adeninil-transferasi), passando attraverso la formazione dell'intermedio nicotinamide mononucleotide (NMN). Il conseguente aumento dei livelli intracellulari del NAD+ favoriscono la reazione deacetilasica mediata da SIRT1.*

sferasi), una transferasi in grado di aumentare la concentrazione di NAD e mantenere costante l'attività trascrizionale di SIRT1[62-66].

All'interno di tale meccanismo regolatorio, anche l'AMPK rivestirà un ruolo fondamentale nel promuovere indirettamente l'attività deacetilasica di SIRT1, grazie alla capacità di ripristinare i livelli di NAD+ intracellulari mediante stimolazione di NAMPT con conseguente aumento del rapporto NAD/NADH[57, 67-70]. Di contro anche SIRT1 sarà in grado di modulare l'attivazione di AMPK diminuendo l'acetilazione della lisina di LKB1, permettendo così la sua traslocazione dal nucleo al citoplasma, dove quest'ultima è in grado di fosforilare l'AMPK.

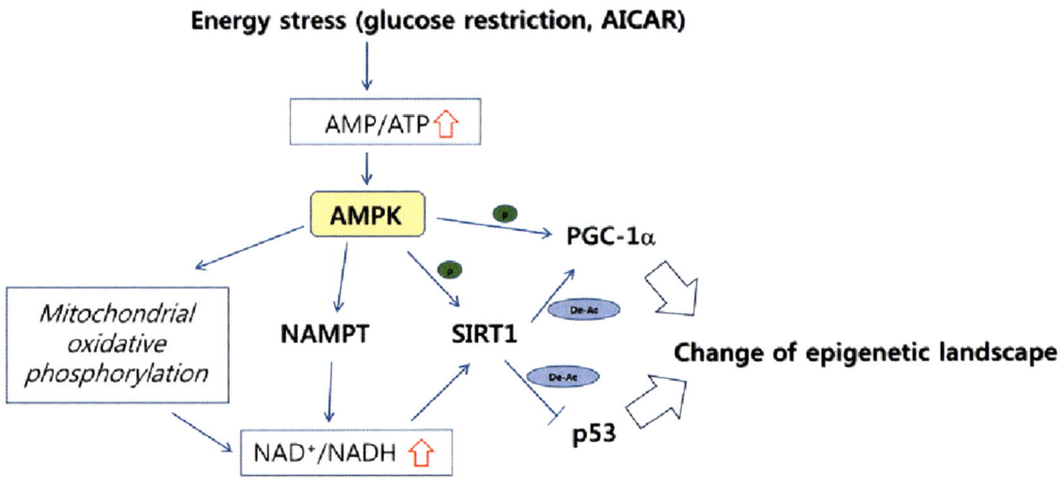

Figura 24. Schema riassuntivo del ruolo di AMPK.

I rapporti AMP/ATP e NAD+/NADH *rappresenteranno dunque i sensori cellulari del benessere energetico*. L'aumentata espressione di AMPK e SIRT1 si rifletterà a loro volta sull'attività del cofattore PGC1-α, che mediante rispettivamente un processo di fosforilazione (AMPK) o deacetilazione (SIRT1), interagisce con numerosi fattori trascrizionali come NRF1 e NRF2, ERRs, PPAR, THRs che in sinergia tra di loro, stimoleranno l'espressione di tutto il network genico mitocondriale. In particolare:

- il fattore NRF1 (*nuclear respiratory factor 1*) controlla l'espressione di diverse proteine che entrano a far parte dei vari complessi della catena respiratoria ed altre coinvolte nella traslocazione di proteine a codifica nucleare nel mitocondrio e nella sintesi del gruppo eme. Inoltre coordina l'espressione sia di geni nucleari che di geni mitocondriali grazie alla modulazione dei fattori TFAM (*Trascription factor A mitochondrial*) e TFBs (*trascription factor B proteins*) che sono i fattori regolatori sia della replicazione del DNA mitocondriale che della sua trascrizione;

- il fattore NRF2 controlla l'espressione di geni che codificano per proteine del complesso IV della catena respiratoria mitocondriale;
- l'ERRs costituiscono una serie di diversi ormoni nucleari (Estrogen-related receptors ERR-a, ERR-b, ERR-g) capaci di attivare la biogenesi mitocondriale e sono altamente espressi nei tessuti con un'elevata richiesta di energia. Regolano l'espressione di diversi geni coinvolti nella fosforilazione ossidativa, ossidazione degli acidi grassi, ciclo di krebs e geni coinvolti nella fusione/fissione mitocondriale;
- i recettori nucleari PPARs (*Peroxisome Proliferator-Activated Receptors*) sono capaci di attivare l'ossidazione degli acidi grassi nonché la biogenesi mitocondriale. Il recettore PPAR-alpha viene attivato dagli acidi grassi a lunga catena ed ecosanoidi e promuove l'espressione di geni coinvolti nella beta-ossidazione degli acidi grassi; il recettore PPAR-gamma invece promuove la biogenesi mitocondriale nel tessuto adiposo bianco e sembra essere coinvolto nei processo biochimico che induce il tessuto adiposo bruno a produrre calore a scapito degli acidi grassi (termogenesi); il recettore PPAR-delta nel tessuto muscolare è capace di attivare geni mitocondriali associati all'ossidazione degli acidi grassi ed è molto espresso nelle fibre lente a metabolismo aerobico.
- gli ormoni tiroidei regolano il metabolismo energetico agendo direttamente su geni mitocondriali come le UCPs (*Mitochondrial Uncoupling Proteins*) coinvolti nella termogenesi del tessuto adiposo bruno durante l'adattamento al freddo e in altri casi indirettamente attraverso l'attivazione del fattore NRF-1[71-74].

Durante l'esercizio fisico a livello delle fibre muscolari si ha una rimodulazione dell'espressione genica a breve e lungo termine grazie al rilascio nel citoplasma di diversi trasduttori del segnale. In particolare durante la contrazione muscolare, si ha la liberazione di calcio dal reticolo sarcoplasmatico all'interno delle miofibrille muscolari. Il calcio lega una proteina presente nel citosol denominata calmodolina che andrà ad attivare una serie di chinasi *calmodulina* dipendenti in grado di fosforilare il fattore PGC1-α con conseguente attivazione mitocondriale[75-77].

L'attività mitocondriale assume un ruolo fondamentale nel garantire l'omeostasi energetica muscolare, grazie alla loro capacità di riprogrammazione adattativa in seguito a stress di varia natura. La disfunzione mitocondriale dei muscoli scheletrici è dunque responsabile dell'insorgenza di numerose patologie croniche, tra cui la distrofia muscolare, l'atrofia, il diabete e la sarcopenia. L'esercizio fisico si è mostrato particolarmente efficace nell'ostacolare gli effetti di tali malattie, proprio grazie alla possibilità di innescare un meccanismo regolatorio in grado di orchestrare la plasticità mitocondriale. Inoltre i mitocondri sarebbero in grado di comunicare costantemente col nucleo per mediare la riprogrammazione genomica adattativa[78-82].

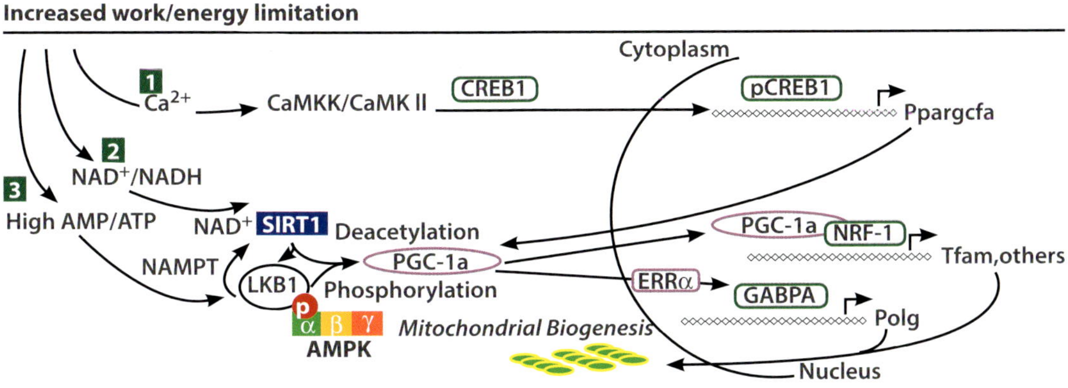

Figura 25. I 3 principali percorsi di attivazione della biogenesi mitocondriale. ***1***: *rilascio di calcio intracellulare che attiva il complesso calcio/calmodulina chinasi II (CaMK II) e la proteina 1 legante gli elementi sensibili al cAMP (CREB1.* ***2***: *il rapporto NAD+/NADH che attiva SIRT1 causando la deacetilazione di PGC1.* ***3***: *il rapporto AMP/ATP elevato attiva AMPK consentendo la fosforilazione di PGC1. PGC1 co-attiva il fattore respiratorio nucleare 1 (NRF-1) e altri fattori trascrizionali coinvolti nella biogenesi mitocondriale.*

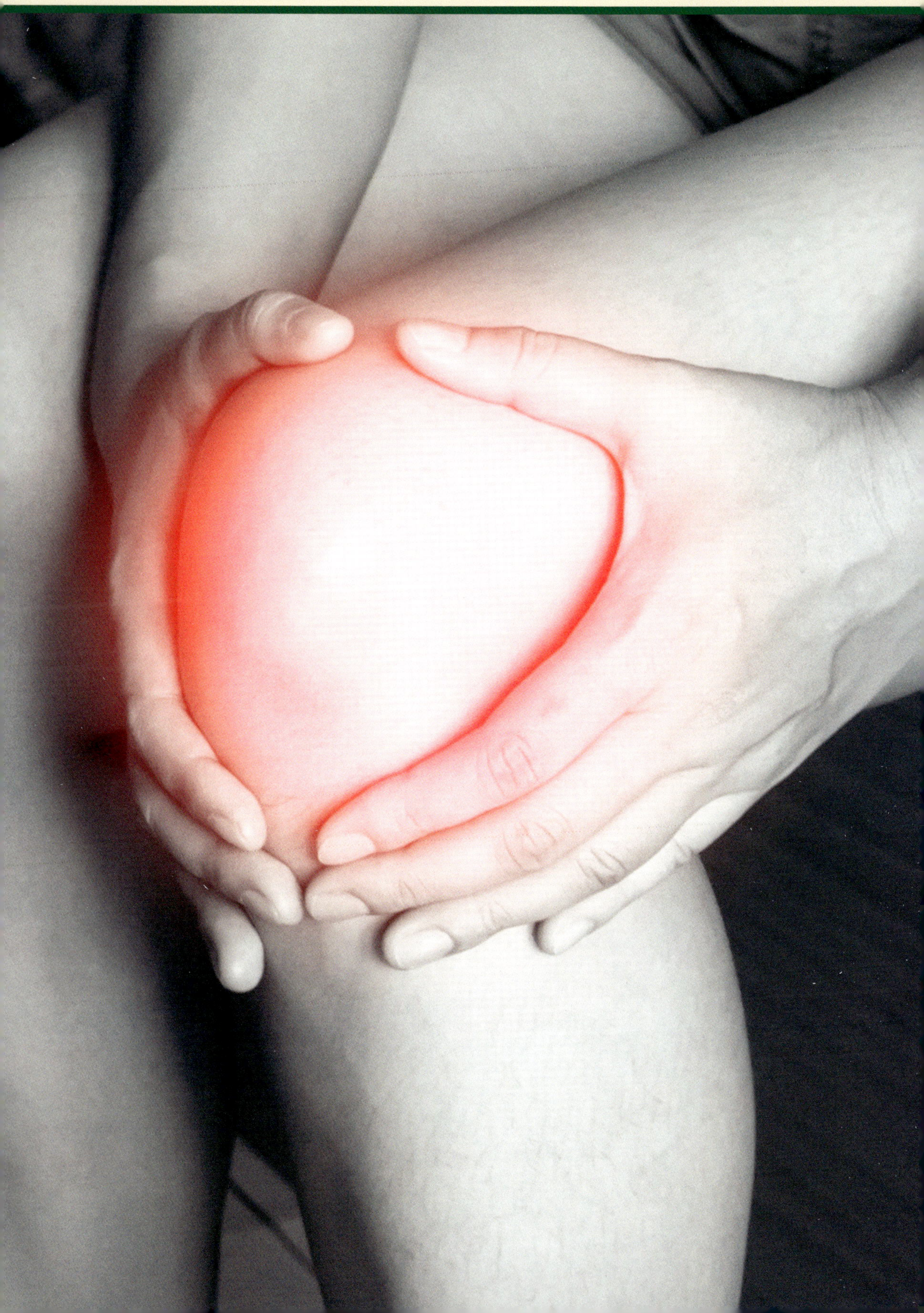

CAPITOLO 4

NUOVE PROSPETTIVE EZIOLOGICHE DELLA FIBROMIALGIA

4.1 LO STRESS OSSIDATIVO COME CAUSA DI MALATTIA

Negli ultimi anni la scienza medica ha messo sempre più in risalto il ruolo dello stress ossidativo, identificandolo come fattore in grado di condizionare l'evoluzione di numerose patologie come quelle di natura neurodegenerativa, cardiovascolare, metabolica e infiammatoria. Le alterazioni biochimiche indotte dallo squilibrio REDOX che si manifestano a carico delle strutture cellulari (DNA, membrane fosfolipidiche e proteine), predispongono l'organismo ad un inesorabile processo involutivo in grado di coinvolgere organi e tessuti di tutto il corpo e predisponendolo in tal modo all'insorgenza di patologie acute e croniche[82, 83]. *È per questo che risulta di fondamentale importanza adottare ogni strategia utile al fine di contrastare il più possibile l'evoluzione del fenomeno*[15, 84].

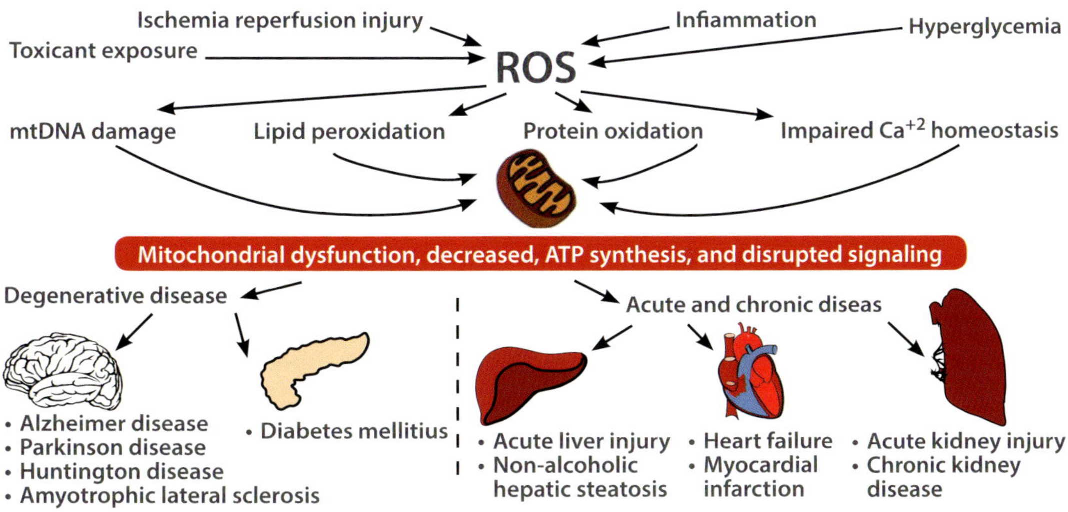

Figura 26. disfunzione mitocondriale e patologie d'organo.

Sempre maggiori evidenze scientifiche hanno dimostrato come lo stress ossidativo e la conseguente ***disfunzione mitocondriale***, possa giocare un ruolo preponderante anche *nell'eziopatogenesi della fibromialgia* e come sovente sia stata riscontrata una mancanza di equilibrio tra l'attività ossidante e il sistema antiossidante endogeno nei pazienti fibromialgici. Così come l'impiego di terapie antiossidanti (come ad esempio l'utilizzo del coenzima Q10 o della melatonina) possano rappresentare un elemento estremamente utile per migliorare le prestazioni mitocondriali e agire positivamente sul quadro sintomatico[85, 86]. *Pertanto il fenomeno della disfunzione mitocondriale apre le porte ad un vasto campo di applicazione nella ricerca di nuovi modelli terapeutici della fibromialgia*[87-90].

Le biopsie cutanee di pazienti fibromialgici hanno evidenziato una significativa disfunzione mitocondriale con *compromissione dell'attività energetico metabolica* a carico della catena respiratoria e *aumento dei livelli di stress ossidativo*. Questi dati erano correlati ad un aumento dei livelli di infiammazione specie a carico dei nervi periferici come possibile responsabile dell'allodinia. Tutti questi elementi possono supportare il ruolo dello stress ossidativo, della disfunzione mitocondriale e dell'infiammazione come eventi interdipendenti nella fisiopatologia della fibromialgia con un ruolo speciale nelle alterazioni periferiche[91, 92].

La disfunzione mitocondriale è stata inoltre riscontrata nelle *cellule muscolari* dei pazienti con fibromialgia, ritenendo pertanto come le specie reattive dell'ossigeno, inibendo la funzione mitocondriale, possano essere coinvolte nel dolore muscolare e nella sensibilizzazione centrale[93-96]. Se la disfunzione mitocondriale è presente anche nelle cellule neurali centrali, ciò potrebbe tradursi in un abbassamento delle riserve di ATP, portando ad ipersensibilità generalizzata e dolore cronico diffuso.

Sono anche state riscontrate delle aumentate concentrazioni plasmatiche di metaboliti come il glutammato o il lattato in pazienti fibromialgici, quali possibili ulteriori fattori influenzanti la dolorabilità. La mancanza d'efficienza mitocondriale nelle fibrocellule muscolari e nei neuroni, è responsabile dell'accumulo di una maggiore quantità di acido piruvico ed acido lattico al loro interno che non potrà essere adeguatamente utilizzato all'interno del ciclo di Krebs[97-100].

4.2 NUOVE PROSPETTIVE TERAPEUTICHE

Alla luce di quanto descritto fino ad ora, appare dunque indiscutibile il ruolo svolto dai mitocondri e come sia pertanto fondamentale *preservarne il loro stato di salute il più a lungo possibile*. Per far ciò è indispensabile agire su più fronti: da un lato promuovere tutti quei fattori che possono contribuire a limitare la produzione di ROS, che come abbiamo visto rappresentano la principale causa di disfunzione mitocondriale e dall'altra favorire tutti quei meccanismi preposti alla loro rigenerazione.

Come già descritto in precedenza, la biogenesi mitocondriale richiede l'attivazione di un complesso programma trascrizionale che integra genomi sia mitocondriali che nucleari[101]. L'induzione selettiva della biogenesi mitocondriale è in genere regolata attraverso le proteine co-attivatrici della famiglia PGC-1α, le quali stimolano la trascrizione e la traduzione dei geni mitocondriali tramite l'attivazione di svariati fattori trascrizionali quali il fattore NRF1 e NRF2, l'ERRs e il PPAR.

Il coattivatore PGC-1α può essere attivato sia mediante processi di deacetilazione da parte di SIRT1, sia mediante processi di fosforilazione ad opera di AMPK, in un complesso meccanismo regolatorio sinergico ed interdipendente[102-105].

A loro volta AMPK e SIRT1 si influenzano reciprocamente nei loro meccanismi di regolazione:

- SIRT1 è in grado di attivare AMPK deacetilando la chinasi LKB1 che rappresenta la principale chinasi attivatrice di AMPK, che andrà a fosforilare il residuo di treonina 172;
- AMPK è in grado di favorire la corretta espressione di SIRT1 aumentando il rapporto NAD/NADH e di NAMPT.

Nei processi di **biogenesi mitocondriale** si incentra dunque un interessante ed innovativo strumento che pone le basi per la creazione di nuovi modelli terapeutici, che possano integrare o sostituire il tradizionale approccio farmacologico per la cura della fibromialgia e la cui essenza ruota attorno a tutto ciò che è in grado di garantire la massima efficienza regolatoria del sistema AMPK-SIRT1-PGC1α[69, 106].

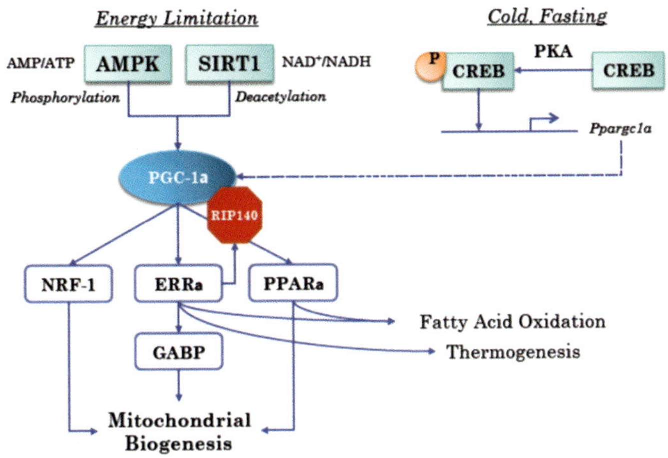

Figura 27. meccanismo di regolazione AMPK/SIRT1 nella biogenesi mitocondriale

4.3 ALIMENTAZIONE E FIBROMIALGIA: IL RUOLO DEGLI ZUCCHERI

L'approccio alimentare al trattamento della fibromialgia sta assumendo un ruolo sempre più significativo per quanto ancora oggetto di studio. Numerose sono infatti allo stato attuale le ipotesi di ricerca che vedono implicati vari modelli nutrizionali di trattamento che integrano quelli già consolidati di natura farmacologica[107-109], alla quale spesso si associano metodiche complementari che non hanno ancora dato risultati definitivi.

I carboidrati rappresentano il principale macronutriente della nostra alimentazione quotidiana e non di rado *il loro consumo abituale supera di gran lunga i nostri reali fabbisogni*. Tale condizione è in grado di influenzare la salute dei mitocondri favorendone i meccanismi disfunzionali: *da un lato interferendo con la corretta espressione delle molecole maggiormente coinvolte nei processi di biogenesi mitocondriale come l'AMPK e SIRT1 e dall'altra favorendo la sintesi di ROS e dunque incentivando il fenomeno dello stress ossidativo.*

L'attività regolatoria del metabolismo energetico intracellulare dell'AMPK è strettamente correlata alla funzione delle cellule β pancreatiche e ai meccanismi deputati al rilascio di insulina. Elevati livelli di glucosio, *con conseguente aumento della secrezione insulinica*, sono associati ad una netta riduzione del livello di fosforilazione di treonina 172 sul circuito di attivazione della subunità α dell'AMPK. Una dieta che prevede un costante ed eccessivo introito di zuccheri in quantità superiore rispetto al nostro reale fabbisogno, crea infatti un meccanismo di saturazione del glucosio che manterrà i rapporti AMP/ATP costantemente bassi, con conseguente disattivazione dell'AMPK e impossibilità dei recettori insulinici GLUT4 di manifestarsi sulla superficie cellulare. Ciò impedirà alla cellula di captare il glucosio ematico e introdurlo così al suo interno. Ne consegue un aumento della concentrazione plasmatica di glucosio che costringerà le cellule β pancreatiche ad incrementare sempre più la secrezione di insulina, innescando un circolo vizioso in grado di favorire il fenomeno dell'insulino resistenza. Il ripristino della corretta espressione di AMPK, in risposta alla deprivazione di glucosio, alla restrizione calorica e all'attività fisica, sarà in grado di migliorare la risposta insulinica prevenendo l'insorgenza di complicanze metaboliche[40, 110-112].

Anche SIRT1 è espresso nelle isole pancreatiche e la sua funzione regolatoria nelle cellule β è associata a cambiamenti nell'espressione di diversi geni. In particolare, l'attivazione sia di SIRT1 che di SIRT3, regolarizza la secrezione di insulina in risposta all'aumento della concentrazione di glucosio. Inoltre SIRT1 svolge un ruolo nella protezione delle cellule pancreatiche in seguito a stress ossidativo indotto da iperglicemia ed è in grado di ridurre i processi infiammatori controllando l'espressione del fattore NF-KB[113-115].

Il metabolismo del glucosio rappresenta inoltre un "fattore predisponente" la produzione di ROS e conseguente incremento dello stress ossidativo. I processi metabolici del glucosio quali la glicolisi e il ciclo di Krebs, comportano la sintesi di molecole di NADH che fungono da vettori di elettroni. Una loro eccessiva presenza è in grado di provocare una considerevole pressione elettronica sulla catena di trasporto, generando un notevole carico di lavoro al complesso mitocondriale I che rappresenta il principale sito di riciclaggio del NADH. In tale condizione il complesso lavorerà alla massima efficienza per riuscire ad ossidare il più possibile NADH a NAD+ nel tentativo di migliorare una condizione che viene definita di *pseudo ipossia* in cui l'ossigeno non può essere adeguatamente consumato. Tanto più NADH viene ossidato dal complesso I tanto più *anione superossido* verrà prodotto, in quanto tale complesso essendo coinvolto nel pompaggio protonico, determinerà un aumento proporzionale della perdita di elettroni che consentirà di ridurre parzialmente l'ossigeno producendo l'anione superossido. Esso rappresenta il precursore di tutte le specie reattive dell'ossigeno per cui una condizione di stress ossidativo si verrà a creare a causa di un elevato livello di NADH (si avrà il passaggio da una condizione di stress riduttivo ad una condizione di stress ossidativo)[116-119].

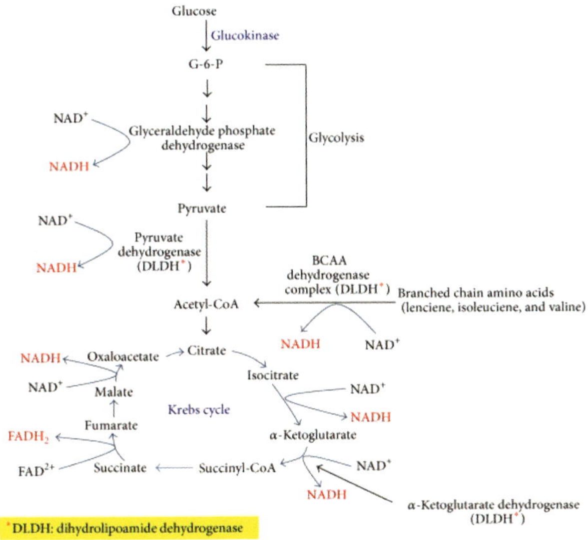

Figura 28. Le vie convenzionali che generano NADH dal glucosio attraverso la glicolisi e il ciclo di Krebs. Sono mostrati gli enzimi coinvolti nel riciclo NADH / NAD $^{+}$

La produzione di ROS a sua volta è in grado di compromettere l'attività della gliceraldeide 3-fosfato deidrogenasi (GAPDH) che è molto sensibile alle modificazioni ossidative a causa di un residuo di cisteina indispensabile nel suo centro attivo (il GAPDH è una deidrogenasi che catalizza una delle reazioni della glicolisi: da GLICERALDEIDE 3 FOSFATO a 1,3 BIFOSFOGLICERATO con riduzione di NAD+ a NADH). Tali deterioramenti riducono collettivamente l'efficienza del metabolismo del glucosio, inducendo l'accumulo di gliceraldeide 3-fosfato (G3P). Pertanto, tutti i prodotti intermedi precedenti incluso G3P, dovranno essere smaltiti da percorsi alternativi meno efficienti con conseguenti problemi di accumulo. Esistono infatti svariati percorsi alternativi alla via glicolitica che sono in grado di dirottare il metabolismo del glucosio verso altre vie meno efficienti e al contempo ***associate ad un ulteriore produzione di ROS***.

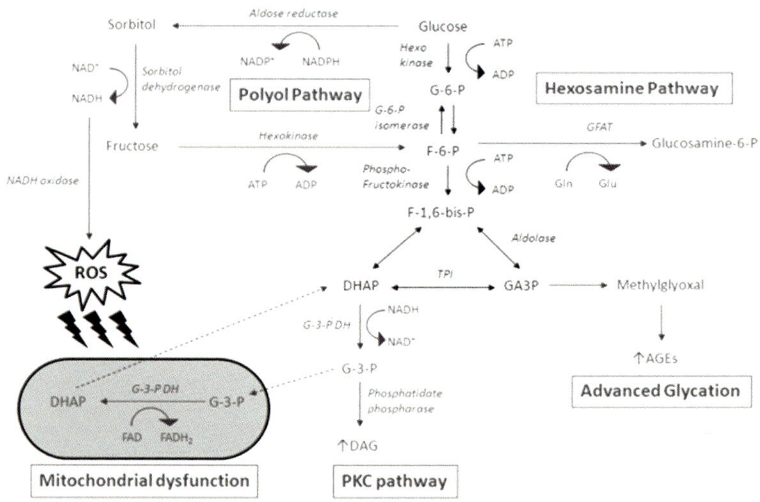

Figura 29. vie alternative del glucosio e conseguente produzione di ROS: via dei polioli, via dell'esosamina e via della protein chinasi C.

Un particolare interesse riveste la via dei ***polioli*** in cui il glucosio in eccesso viene ridotto dall'aldoso-reduttasi in sorbitolo il quale a sua volta verrà convertito in fruttosio dalla sorbitolo-deidrogenasi. Questo percorso converte NADPH in NADH il cui incremento tenderà a ridurre il rapporto NAD+ / NADH con conseguente stress riduttivo.

Inoltre il consumo di NADPH comporterà una diminuzione della forma ridotta di glutatione (GSH). Questo perché la glutatione reduttasi necessita di

NADPH per rigenerare GSH dal GSSG (forma ossidata di glutatione). Man mano che il livello di GSH si abbassa, la capacità antiossidante cellulare può essere compromessa, causando livelli elevati di specie reattive dell'ossigeno che possono attaccare le macromolecole e indurre danno ossidativo. Inoltre, poiché l'ossido nitrico sintasi utilizza anche NADPH come cofattore, un livello ridotto di NADPH può portare a una diminuzione della produzione di ossido nitrico, facilitando così la vasocostrizione e l'aggregazione piastrinica[120].

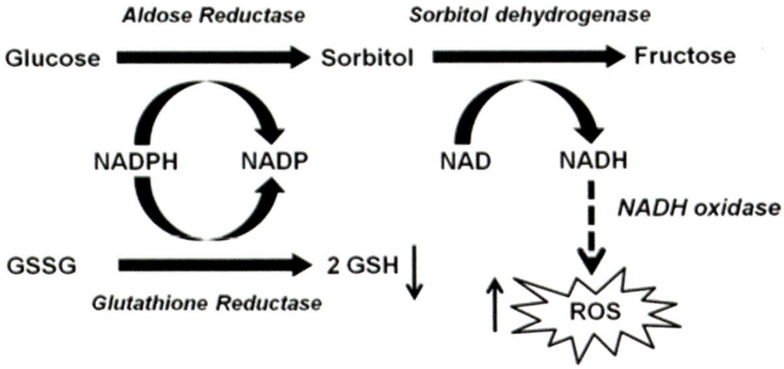

Figura 30. Ruolo dell'aldoso reduttasi nello stress ossidativo.

Lo *stress ossidativo nei mitocondri* altera in modo critico la regolazione energetica e la sopravvivenza degli stessi attraverso almeno **tre meccanismi diversi**. In primo luogo, i livelli fisiologici di NO competono in modo reversibile con l'ossigeno molecolare per legarsi al citocromo c ossidasi, causando l'inibizione reversibile dello stesso e agendo come regolatore per il trasferimento di elettroni. Al contrario, in presenza di eccesso di superossido, NO viene convertito in perossinitrito (ONOO•), che compete con l'ossigeno molecolare per un legame irreversibile al citocromo c ossidasi. In tali condizioni ONOO• influenzerà profondamente la funzione mitocondriale inibendo la sintesi di ATP. In secondo luogo lo stress ossidativo mitocondriale attraverso l'eccessiva produzione di superossido e ONOO•, inibisce l'importazione di proteine essenziali ai mitocondri. Infine, il danno ossidativo delle proteine induce una permeabilizzazione della membrana interna mitocondriale che precede il rilascio del citocromo c e l'apoptosi.

In condizioni fisiologiche NO svolge svariate funzioni:

- modula la trasmissione nervosa e neuromuscolare;
- stimola un'azione vasodilatatoria sull'endotelio vascolare sistemico;
- influenza il sistema immunitario;
- stimola la biogenesi mitocondriale.

Svariati fattori di stress sono in grado di incrementare i livelli di NO come ad esempio infezioni batteriche e virali, esposizione ad inquinanti e contaminanti ambientali, ecc.

Un'eccessiva produzione di NO a causa dell'interazione con l'anione superossido, lo espone ad un maggior rischio di formazione di ONOO•, in grado di reagire direttamente con le proteine portando alla nitrazione dei residui di tirosina. La nitrazione proteica è una modificazione post-traduzionale che può alterare la conformazione, la struttura e l'attività catalitica delle proteine nitrate. Ciò è in grado di attivare meccanismi che inducono l'attività di NF-KB e di citochine infiammatorie che possono contribuire a fenomeni di sensibilizzazione centrale e periferica con incremento della sintomatologia dolorosa nel paziente fibromialgico[96, 121].

Un ulteriore conseguenza dell'eccessiva produzione di NADH riguarda l'espressione di SIRT1 la cui attività enzimatica dipende dalla presenza del coenzima NAD+. In presenza di diete ad elevato contenuto energetico viene promosso il metabolismo del glucosio e vengono attivati i processi glicolitici con produzione di ATP e NADH a partire da NAD+. In tale condizione la riduzione dei livelli di NAD+ andrà a reprimere l'attivazione di SIRT1.

Uno dei modi più efficaci per stabilizzare sotto la soglia critica il livello di radicali liberi è agire attraverso un'alimentazione corretta e l'esercizio fisico. Per quanto riguarda l'aspetto nutrizionale, appare evidente come la gestione dell'introito dei carboidrati nella dieta, rappresenti un elemento fondamentale in grado di contenere l'evoluzione dei processi ossidativi.

I mitocondri si sono rivelati più efficienti nel convertire i grassi in energia, invece che ricavare ATP dai carboidrati, col risultato di *sviluppare una minore quantità di radicali liberi* e garantire una maggior efficienza dei mitocondri.

Per *favorire la biogenesi mitocondriale*, una diminuzione relativa dell'introito di carboidrati o sebbene in maniera meno presumibile, un relativo eccesso dell'introito di grassi anche in assenza di una restrizione calorica, è sufficiente per attivare la rete sensore dell'energia cellulare AMPK-SIRT1-PGC1-alfa nel muscolo scheletrico umano[70, 122, 123].

4.4 I PRODOTTI AVANZATI DELLA GLICAZIONE

Il glucosio a concentrazioni elevate può dar luogo a tutta una serie di reazioni *non enzimatiche* con i gruppi amminici primari delle proteine, attivando una serie di processi reattivi che daranno luogo a prodotti finali altamente tossici per le cellule detti *prodotti avanzati della glicazione* (AGES).

Gli AGES sono dunque un gruppo di composti formati da reazioni non enzimatiche tra gruppi carbonilici di zuccheri riduttori e gruppi amminici liberi di proteine (ma anche di lipidi o acidi nucleici) all'interno del corpo o introdotti per via esogena attraverso gli alimenti.

Il fenomeno della glicazione è direttamente correlato alle concentrazioni del glucosio e quindi incentivato in caso di scarso controllo glicemico come accade nell'iperglicemia o ancor più nelle oscillazioni glicemiche[124]. È costituito da una successione di eventi tra loro correlati che prevedono una fase precoce in cui lo zucchero riducente interagisce con un aminoacido, principalmente lisina ed arginina, per dar luogo ad un composto instabile definito *Base Di Shift*. L'avvio di questa prima fase dipende dalla concentrazione di glucosio, avviene in poche ore ed è reversibile se la concentrazione di glucosio diminuisce.

In una fase successiva, la base di Schiff subisce un riarrangiamento chimico nell'ambito di un processo che dura qualche giorno fino alla produzione di ulteriori composti detti Prodotti Di Amadori. Questi sono più stabili rispetto ai primi ma la reazione è ancora reversibile. Fra i prodotti di Amadori l'emoglobina glicata è il più conosciuto ed utilizzato nella pratica clinica.

Nella fase terminale del processo che risulterà irreversibile, i prodotti di Amadori subiranno una serie di complesse modificazioni (ossidazioni, riduzioni e idratazioni) formando nel corso di settimane o mesi, gli AGES che essendo particolarmente stabili, tenderanno ad accumularsi all'interno e all'esterno delle cellule interferendo con le loro funzioni.

Tra gli AGES più studiati vi sono la carbossimetil-lisina (CML), la pentosidina e la pirralina che, insieme al metilgliossale, rappresentano anche i biomarcatori più utilizzati per la loro rilevazione clinica.

È bene inoltre ricordare che anche le vie alternative del metabolismo del glucosio come la via dei polioli contribuisce alla formazione degli AGES.

Gli effetti biologici degli AGES si manifestano attraverso un duplice meccanismo:

1- Possono esplicare la loro azione indipendentemente dall'interazione con specifici recettori, creando danni diretti alla struttura delle proteine di membrana, a livello intracellulare e al metabolismo della matrice extracellulare. Gli AGES possono accumularsi a livello dei vari tessuti del corpo creando alterazioni morfo funzionali e predisponendo i tessuti stessi ad un deterioramento precoce.

A ***livello osseo*** sono in grado di interferire con la corretta sintesi della matrice ossea interferendo in particolar modo con le molecole di collagene di tipo I che costituiscono la principale componente fibrillare del tessuto scheletrico. È stato riscontrato un livello significativamente più alto di pentosidina nel collagene sia nell'osso corticale che trabecolare negli individui di età superiore a 65 anni. Tale interazione innesca un fenomeno di reticolazione che ne altera in parte le specifiche proprietà: le fibre del collagene riducono infatti la loro solubilità divenendo altamente resistenti alla degradazione proteolitica necessaria per il loro rimodellamento e di conseguenza si viene a creare un collagene più rigido con perdita della sua funzione e aumento del rilascio intracellulare di ROS. Ciò interferisce con l'adesione delle cellule osteoblastiche alla matrice inibendo al contempo la loro differenziazione e proliferazione.

A ***livello articolare*** la reticolazione degli AGES è responsabile di una percentuale crescente di matrice extracellulare insolubile e dell'ispessimento del tessuto così come dell'aumento di rigidità meccanica e perdita di elasticità. Il loro accumulo nella cartilagine articolare può aumentare lo stress ossidativo e stimolare l'espressione di citochine, che possono influenzare il turnover della matrice extra cellulare. Anche a ***livello muscolare*** gli AGES svolgono un ruolo nella patogenesi della sarcopenia attraverso la reticolazione delle fibre del muscolo scheletrico, l'infiammazione e la disfunzione endoteliale a livello della microcircolazione. La glicazione delle proteine delle pareti vascolari fa perdere loro alcune delle proprietà meccaniche e le rende resistenti agli enzimi necessari per il loro rimodellamento. Le alterazioni del fibrinogeno e della fibrina favoriscono i depositi vascolari di fibrina e la proliferazione delle fibre muscolari lisce così come le perturbazioni delle proprietà dell'elastina riducono l'elasticità dei grandi vasi provocando un difetto di vasodilatazione[125].

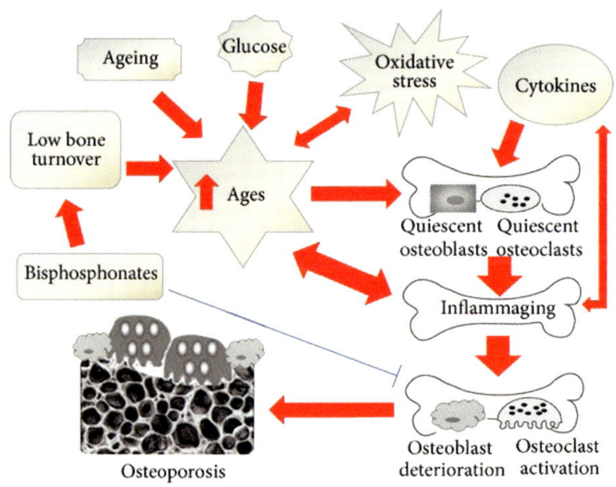

Figura 31. alterazione della matrice ossea indotta dagli AGES.

2- Interagiscono con recettori di membrana denominati RAGE (Receptor for Advanteced Glycation Endoproduct). *Il recettore RAGE è una molecola di superficie appartenente alla superfamiglia delle immunoglobuline. RAGE si distingue da altri recettori per il carattere multi-ligando che gli consente di interagire con molecole diverse implicate nell'omeostasi, nello sviluppo e nell'infiammazione.* In particolare, sono stati identificati come ligandi di RAGE i prodotti finali della glicazione avanzata (AGES), le S100-calgranuline, il peptide b-amiloide (Ab), le anfoterine. Il legame di RAGE ai suoi ligandi non accelera la loro clearance o degradazione ma al contrario dà inizio ad un periodo di sostenuta attivazione cellulare, mediata da un meccanismo di trasduzione del segnale recettore-dipendente, che può infine sfociare in attivazione cellulare cronica e danno tessutale. Nello specifico, l'interazione tra gli AGES e il recettore RAGE innesca tutta una serie di eventi di trasduzione di segnale a livello intracellulare con conseguente attivazione di MAPK p44/42 (proteine chinasi attivate dal mitogeno), di PI3-K (fosfatidilinositolo 3 kinasi), di P21-RAS (attivatore GTP-asi) e altri intermedi che porteranno all'attivazione finale del fattore nucleare NF-KB. Dopo la sua attivazione, l'NF-KB trasloca nel nucleo dove attiva la trascrizione dei geni per citochine, fattori di crescita e molecole come il TNF alfa, l'interleuchina 6, l'IL1 Beta, l'MPC 1 (Monocyte Chemoattractant Protein-1), ben noti promotori dell'infiammazione, nonchè la VCAM1 (Vascular Cell Adhesion Molecule 1)[126-128].

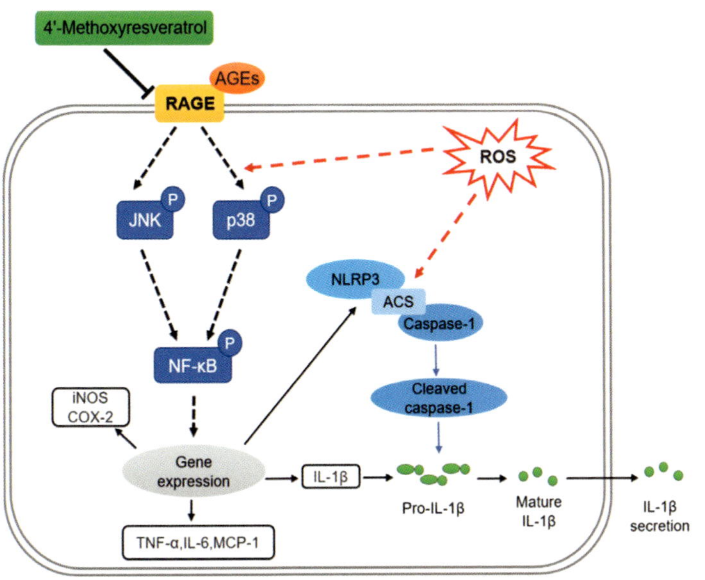

Figura 32. attivazione dei sistemi dell'infiammazione dopo l'azione degli AGES.

I prodotti avanzati della glicazione possono dunque agire mediante una interazione AGE-RAGE con attivazione di segnali intracellulari responsabili di un aumento di citochine pro-infiammatorie ed espressione di molecole di adesione, induzione di stress ossidativo e un aumento di ROS a livello citoplasmatico, oppure attraverso una interazione non recettoriale caratterizzata da fenomeni di cross linking con le strutture proteiche.

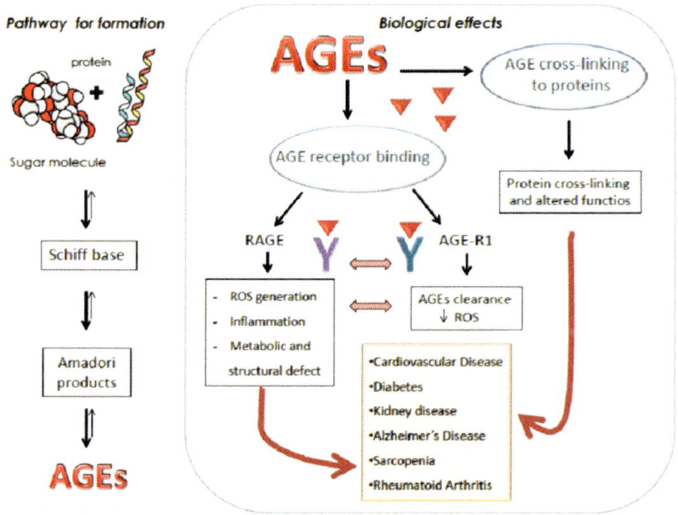

Figura 33. sintesi sugli effetti biologici degli AGES.

Oltre alla più nota glicazione che vede coinvolto il glucosio come zucchero riducente, non bisogna dimenticare per la sua rilevanza biologica e clinica, quella promossa dal fruttosio e dal galattosio. In particolare, la glicazione del fruttosio non solo determinerebbe una maggiore produzione di AGES (10 volte superiore rispetto a quella del glucosio) ma anche una loro più rapida sintesi. Negli ultimi anni abbiamo assistito ad un incremento esponenziale del consumo di fruttosio a causa del suo utilizzo incontrollato in alimenti industriali (ricchi in sciroppo di mais) e di bibite zuccherate e ciò ha inevitabilmente esposto il nostro organismo ad un sovraccarico innaturale.

Il fruttosio tende ad accumularsi inoltre come agente glicante in organi dove la via del sorbitolo è attiva come il cristallino dell'occhio, i nervi periferici, i vasi sanguigni e i globuli rossi. Tale via metabolica alternativa è in grado di generare prodotti di glicazione a partire dai metaboliti del fruttosio[129, 130].

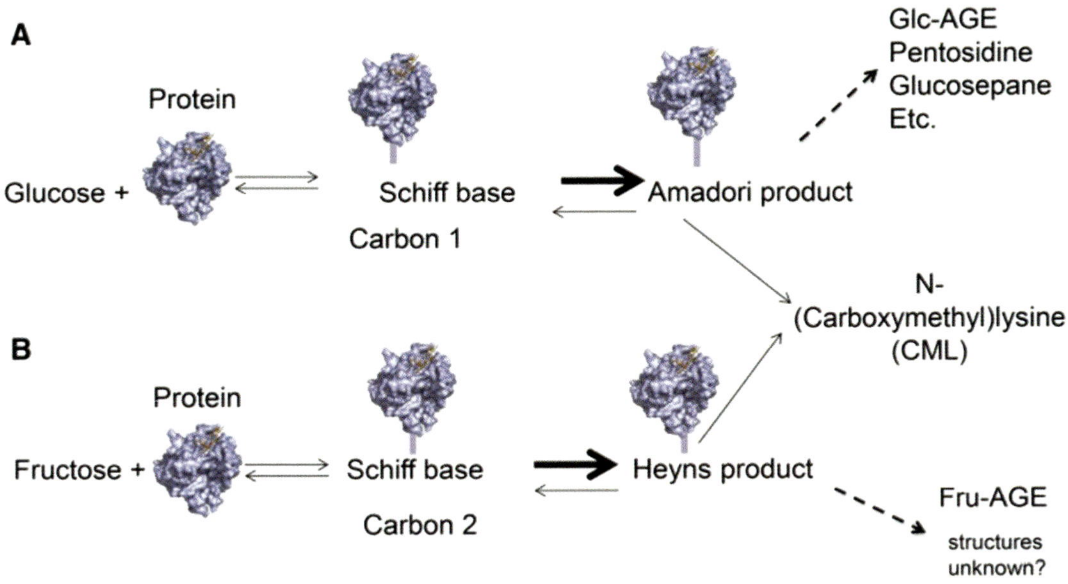

Figura 34. La reazione di Maillard da parte del glucosio (A) e del fruttosio (B) produce diversi prodotti di glicazione precoce e tardiva.

Elevate concentrazioni di fruttosio potrebbero inoltre creare un meccanismo di ridotto assorbimento con sintomi spesso sovrapponibili a quelli derivanti dall'intolleranza al lattosio. Tale meccanismo potrebbe interagire anche con il corretto assorbimento di alcuni micronutrienti come lo zinco e il triptofano proprio a causa della facilità con cui il fruttosio può andare incontro a fenomeni di glicazione. È ben noto come questo aminoacido rappresenti il precursore fondamentale della sintesi della serotonina che a sua volta potrebbe avere un coinvolgimento nell'espressione della sintomatologia fibromialgica[131].

È infine utile inoltre ricordare come i prodotti della glicazione possano essere introdotti anche attraverso l'alimentazione. Esistono infatti tutta una serie di alimenti contenenti percentuali variabili di AGE, in particolare quelli di origine animale ricchi in grassi e proteine come le carni, i formaggi stagionati ma anche i prodotti da forno, mentre gli alimenti di origine vegetale come i cereali, le verdure e la frutta ne contengono quantitativi estremamente ridotti. Anche le modalità di cottura giocano un ruolo importante: l'utilizzo di cotture che presuppongono il raggiungimento di elevate temperature può incrementare il contenuto di AGES anche di 3-4 volte[132].

4.5 AMPK E INFIAMMAZIONE

I processi infiammatori messi in atto dall'organismo in condizioni di stress, responsabili dell'insorgenza e del mantenimento del dolore cronico, vedono il coinvolgimento dell'enzima AMPK nell'espressione della nocicezione infiammatoria.

La compromissione e la mancata fosforilazione di AMPK è stata associata all'attivazione dell'***inflammasoma*** e alla conseguente induzione di dolore. Si tratta di un complesso multiproteico citoplasmatico che svolge un ruolo centrale nei processi legati all'immunità innata e che viene attivato in risposta a segnali di pericolo intra ed extracellulari, incluso lo stress ossidativo mitocondriale.

Strutturalmente consiste di un recettore citoplasmatico NOD LIKE (NLR) (si differenzia dai recettori TOLL LIKE dislocati superficialmente a livello della membrana) composto a sua volta da tre domini:

- un dominio ricco di residui di leucina, capace di riconoscere uno specifico ligando (PAMPs o DAMPs);
- un dominio NACHT, responsabile dell'oligomerizzazione;
- un dominio effettore che recluta altre proteine per permettere la formazione dell'inflammasoma. Quest'ultimo può essere di tre tipologie: CARD, PYRIN o BIR.

In funzione del dominio effettore è possibile classificarli in 3 sottofamiglie: NLRB (dominio BIR), NLRC (dominio CARD), NLRP (dominio PYRIN).

In particolar modo i recettori NLRP3, in seguito al legame con il ligando specifico, oligomerizzano grazie al reclutamento di una proteina adattatrice ASC. Una volta oligomerizzati, il loro dominio PYRIN è in grado di reclutare il precursore, ancora inattivo, della CASPASI 1. Questa si attiverà innescando il meccanismo dell'inflammasomna, attivando a sua volta attraverso un taglio proteolitico, il precursore dell'IL-1β e dell'IL-18. L'attivazione di tale complesso multi enzimatico è in grado dunque di innescare una risposta infiammatoria grazie al rilascio di citochine pro infiammatorie all'esterno della cellula e che possono contribuire in qualche modo al mantenimento del dolore fibromialgico[133-135].

Si è visto come la disregolazione dell'AMPK possa essere un fattore responsabile dell'attivazione dell'inflammasoma e come al contrario la sua espressione ottimale associata ai meccanismi di biogenesi mitocondriale, possa contribuire al controllo dei processi infiammatori[136].

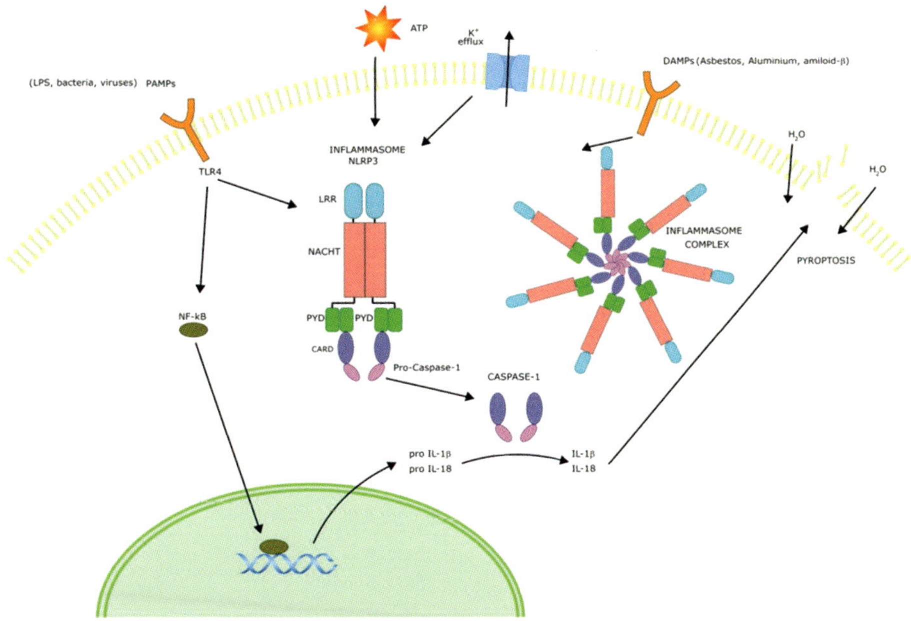

Figura 35. schema della struttura dell'inflammasoma.

4.6 INTESTINO E FIBROMIALGIA

Negli ultimi anni stiamo assistendo ad un crescente interesse riguardo le possibili interazioni tra la fibromialgia e la salute dell'intestino, in considerazione del fatto che il paziente fibromialgico risulta frequentemente affetto da disturbi che vedono coinvolto l'apparato gastroenterico.

In particolar modo la ***sensibilità al glutine di natura non celiaca*** è stata oggetto di interesse quale potenziale fattore responsabile della sintomatologia dolorosa in virtù del fatto che l'eliminazione del glutine dalla dieta ne potesse apportare un reale beneficio[137].

All'origine della cosiddetta *sensibilità al glutine di natura non celiaca*, si ritiene possa esservi uno specifico profilo disbiotico che favorirebbe *un'aumentata permeabilità della barriera intestinale*. La parete del lume intestinale si presenta come un'organizzazione pluristratificata il cui compito è quello di prevenire l'adesione batterica, regolare la diffusione paracellulare verso i tessuti sottostanti e discriminare tra i microrganismi commensali e quelli patogeni. La barriera superficiale inizia dal **microbiota residente** che dovrà competere con i vari patogeni per occupare le aree territoriali specifiche ed acquisire le risorse energetiche di cui nutrirsi, dovrà elaborare le molecole necessarie all'integrità della mucosa e modulare il comportamento immunologico della barriera profonda. Il livello successivo è rappresentato dallo strato di muco che separa il contenuto endoluminale dagli strati più interni e contiene prodotti antimicrobici e IgA secretorie. Al di sotto dello strato mucoso è presente una stratificazione di cellule epiteliali, gli enterociti, uniti strettamente tra loro da **giunzioni serrate** (*tight junction*) che gli consentono di costituire una barriera fisica efficace nell'assorbire i nutrienti, ma altrettanto efficace nell'impedire alla maggior parte delle molecole e dei microrganismi di passare dal lume intestinale al circolo sanguigno.

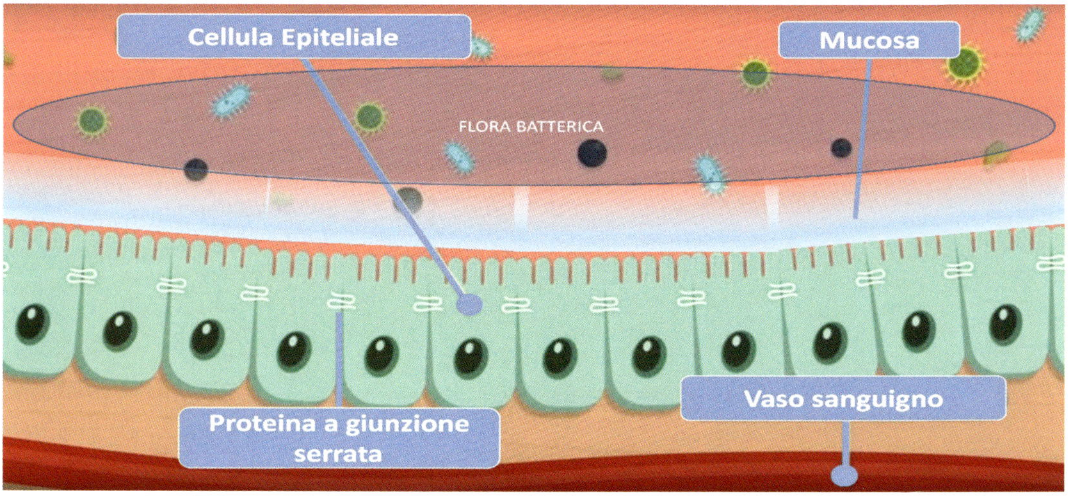

Figura 36. stratificazione della parete intestinale.

Le giunzioni strette rappresentano dunque dei modulatori in grado di creare un gradiente per l'assorbimento ed il trasporto delle sostanze nutritive, *controllando al contempo l'equilibrio tra la tolleranza e l'immunità agli antigeni*. Per operare tutto ciò, le giunzioni sono governate da un sistema regolatore in grado di apportare modifiche che orchestrano lo stato di assemblaggio della rete multiproteica.

L'elemento chiave di tale complesso meccanismo regolatorio è rappresentato da una proteina secreta dalla mucosa intestinale chiamata ***Zonulina***, in grado di modulare l'attività fisiologica delle giunzioni strette intercellulari mediante l'attivazione di una cascata di reazioni enzimatiche che vedranno coinvolti i recettori EGFR e PAR2, responsabili dell'aumento della permeabilità intestinale[138, 139].

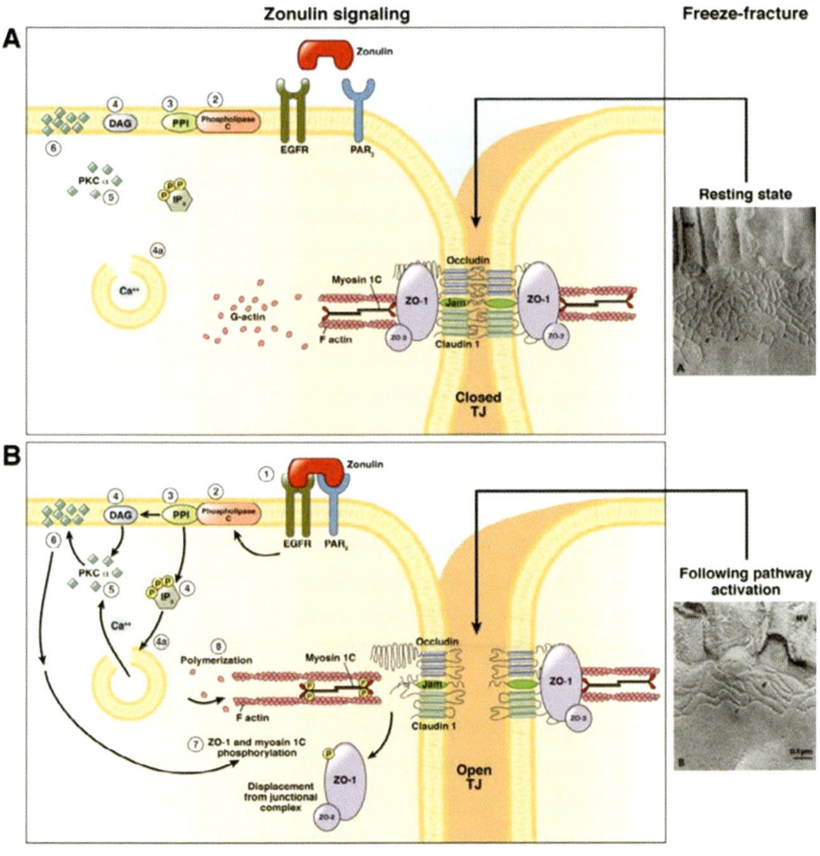

Figura 37. Rappresentazione schematica del meccanismo d'azione della zonulina.

È ormai ampiamente dimostrato come alcune sostanze che introduciamo comunemente con la nostra alimentazione, siano in grado di alterare la corretta espressione dei meccanismi regolatori intestinali. Tra queste, quella che ha avuto un maggior riscontro clinico è la ***gliadina***, la proteina comunemente presente nei cereali, oltre a tutti gli additivi largamente impiegati nel campo dell'industria alimentare. L'esposizione intestinale alla gliadina determinerebbe una sovra espressione della zonulina con alterazione dei meccanismi regolatori delle giunzioni strette, dando luogo alla cosiddetta "sindrome dell'intestino gocciolante" (***leaky gut syndrome***). In questa condizione, le strette giunzioni delle cellule intestinali subiscono un'alterazione tale da consentire il passaggio di metaboliti nella circolazione sanguigna che andranno ad innescare la risposta immunitaria innata e adattiva con conseguente attivazione del processo infiammatorio[140].

Tra i vari metaboliti che sfuggono ai meccanismi di controllo intestinale, un certo impatto sembrerebbero avere i LPS (*lipopolissacaridi*) e gli ATI (*α-amylase trypsin inhibitors*). Questi ultimi appartengono alla famiglia delle albumine idrosolubili e sono di fatto proteine compatte e resistenti all'attività delle proteasi fisiologicamente deputate alla loro metabolizzazione. Sono inoltre buoni attivatori di cellule dendritiche, macrofagi e monociti favorendo in questo modo la risposta immunitaria e di conseguenza, anche la maturazione e il rilascio di citochine pro-infiammatorie quali IL-1β, IL-6, TNFα, IL-8 e MCP-1. I LPS invece sono componenti fisiologici della barriera di batteri Gram negativi con proprietà infiammatorie che in condizioni normali, sono però completamente inattivati dagli acidi gastrici e da IAP (*intestinal alkaline phosphatase*)[141].

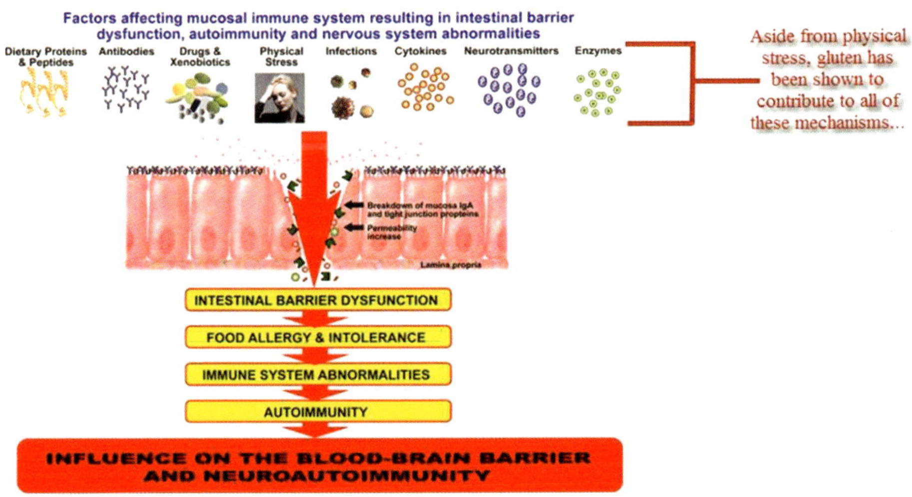

Figura 38. fattori che contribuiscono a determinare la permeabilità intestinale.

Un ulteriore meccanismo potenzialmente coinvolto nella sintomatologia dolorosa fibromialgica è rappresentato da una condizione disbiotica denominata SIBO (*Small intestinal bacterial overgrowth* o sovracrescita batterica intestinale). Si tratta di una condizione clinica caratterizzata da una sindrome di malassorbimento favorita da una *aumentata concentrazione di microrganismi batterici* a livello dell'intestino tenue. Ciò che predispone l'eccessiva proliferazione batterica nel tenue è riconducibile da un lato ad una ridotta secrezione gastrica che in condizioni normali dovrebbe fungere da elemento protettivo in grado di neutralizzare i batteri patogeni e dall'altra ad anomalie legate ad una ridotta motilità della funzione contrattile e propulsiva dell'intestino. I soggetti che frequentemente abusano di FANS o di inibitori della pompa protonica ne sono maggiormente predisposti e il tutto può essere esacerbato da quelle condizioni che favoriscono i processi di fermentazione intestinale come ad esempio un'alimentazione ricca di zuccheri.

I sintomi connessi alla SIBO sono quelli legati ad una possibile condizione di malassorbimento accompagnati il più delle volte da flatulenza, diarrea, gonfiore e dolore addominale, con ampie variazioni individuali dovute all'entità della contaminazione, all'estensione del tratto intestinale interessato, alle specie batteriche coinvolte e alle condizioni di base responsabili.

Tale quadro sintomatico è stato frequentemente riscontrato nei pazienti fibromialgici e ciò è stato confermato dal fatto che il dolore fosse direttamente proporzionale al livello di idrogeno rilevato dal Breath test al glucosio e al lattulosio. Tale test rappresenta infatti il test diagnostico più utilizzato e si basa sulla produzione di idrogeno o metano da parte dei batteri come conseguenza dei processi di fermentazione[142].

L'eccesso di batteri presenti nel tenue è responsabile dell'aumentata produzione di tossine, soprattutto dell'LPS e di sostanze come il D-lattato e l'acido solfidrico in grado di generare *un'infiammazione sistemica di basso grado* con risposta del sistema immunitario e liberazione di citochine pro infiammatorie. La presenza di tossine batteriche è inoltre in grado di stimolare le cellule della microglia, che svolgono un ruolo primario nei meccanismi di difesa immunitaria del sistema nervoso centrale. La stimolazione dei neuroni da parte della microglia, determina un aumento della attività cerebrale glutaminergica con conseguente sensibilizzazione cerebrale eccessiva agli stimoli dolorosi, l'insorgenza di una sindrome depressiva ed un senso di affaticamento estremo. Tale condizione può favorire la produzione di radicali liberi che andranno ad interferire sulla corretta funzionalità dei mitocondri con conseguente esacerbazione della disfunzione cerebrale e ulteriore attivazione della microglia.

Inoltre la concomitante presenza del D-lattato favorisce il dolore e la fatica muscolare mentre l'acido solfidrico è in grado di alterare la struttura del DNA, interferendo con i processi di respirazione mitocondriale e riducendo la produzione di energia a livello cellulare[143].

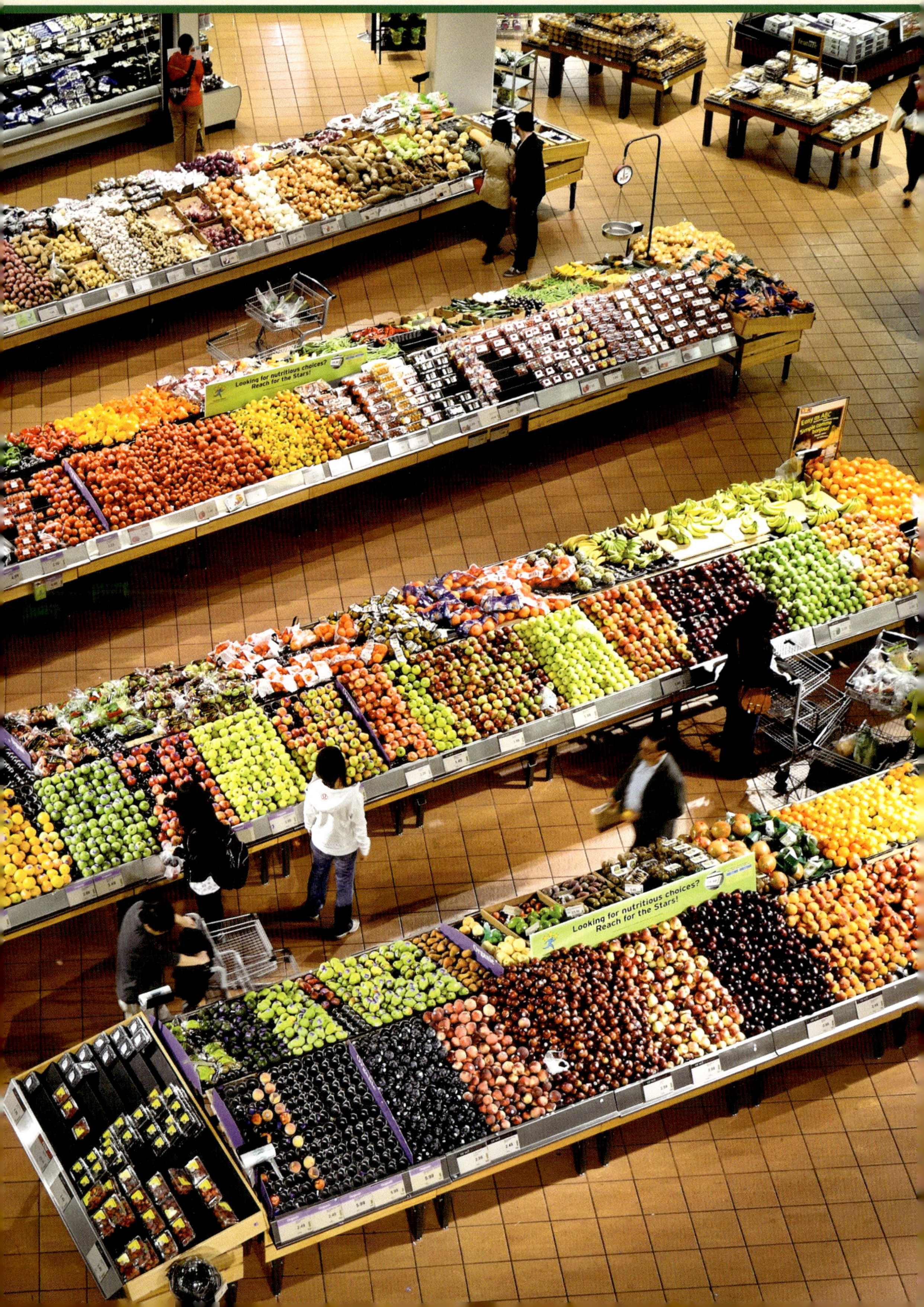
Looking for nutritious choices?
Reach for the Stars!
Looking for nutritious choices?
Reach for the Stars!

CAPITOLO 5

MATERIALI E METODI

5.1 PREMESSA

Alla luce di quanto emerso nella prima parte della ricerca, la ***disfunzione mitocondriale*** sembrerebbe assumere un *ruolo particolarmente significativo* nello sviluppo e nel mantenimento del quadro sintomatico della fibromialgia. Il percorso sperimentale messo in atto vuole porre l'accento su come un *consumo eccessivo di carboidrati* nella nostra alimentazione possa favorirne la manifestazione: da un lato promuovendo la sintesi e la proliferazione dei ROS con conseguente ***stress ossidativo*** e dall'altra ostacolando la corretta espressione di quei fattori di trascrizione deputati all'attivazione del processo di ***biogenesi mitocondriale***.

Si è voluto pertanto sviluppare un protocollo rieducativo alimentare che potesse garantire la massima efficienza metabolica dei mitocondri e dell'intero organismo, cercando di esaltare quanto più possibile i seguenti aspetti:

- contrastare l'eccessiva produzione di ROS e incentivando il sistema di difesa antiossidante;
- stimolare la biogenesi mitocondriale favorendo la corretta espressione dei vari fattori trascrizionali;
- ridurre il più possibile la formazione degli AGES endogeni ed esogeni;
- contrastare l'attività infiammatoria;
- ripristinare la corretta permeabilità intestinale.

5.2 SPERIMENTAZIONE

La sperimentazione ha coinvolto un campione di 15 soggetti di sesso femminile affetti da **fibromialgia** diagnosticata da almeno 5 anni. In tutti i casi il quadro sintomatico dei pazienti non presenta alcuna remissione definitiva ed è caratterizzato da un'alternanza di periodi di maggior intensità a cui fanno seguito periodi di miglior contenimento e gestione della sintomatologia.

CRITERI DI SELEZIONE DEL CAMPIONE:

- assenza di altre patologie associate di natura reumatologica, immunitaria o metabolica che prevedessero un protocollo farmacologico in corso, tale da poter interferire o a sua volta essere influenzato dal percorso sperimentale;
- sospensione da almeno 1 anno dei tradizionali protocolli terapeutici previsti per il trattamento della fibromialgia. Una parte del campione (8 soggetti su 15) ha usufruito in passato di vari supporti farmacologici miorilassanti, antidepressivi e coadiuvanti l'attività serotoninergica che ha tuttavia abbandonato nel corso del tempo (effetti collaterali, fattori psicologici, assenza di risultati definitivi o comunque apprezzabili nel lungo periodo). L'intero campione fa uso sporadico di comuni analgesici o FANS solamente in casi di necessità.

Per ogni paziente viene eseguita un'accurata anamnesi in cui vengono raccolti tutta una serie di informazioni utili allo svolgimento della sperimentazione:

- **Età media**: 41
- **Attività lavorativa ed eventualmente sportiva**: si tratta di soggetti prevalentemente sedentari che non praticano attività sportiva costante.
- **BMI**: il valore medio è di 27,3. (Peso medio: 73,4 e altezza media: 1,64). Quindi si tratta di soggetti moderatamente in sovrappeso.
- **Circonferenza addominale**: 93 CM
- **Aumento ponderale dell'ultimo anno**: circa 2,4 KG
- **Diario alimentare** per una settimana. Dai dati raccolti abbiamo riscontrato un apporto medio calorico pari a 1727 KCAL con la seguente ripartizione tra i vari macronutrienti: Carboidrati 64,4% (278g), Lipidi 24,5% (47g), Proteine 11,1% (48g). I soggetti presentano dunque un'alimentazione a base prevalente di carboidrati superiore rispetto a quanto comunemente suggerito e di questi il 21% proveniente da zuccheri semplici. (corrispondente al 13,6% del fabbisogno calorico totale). La quota proveniente da cereali integrali non supera il 20% del totale. La quota proteica giornaliera è di circa 0,65g/kg per cui insufficiente a soddisfare pienamente il fabbisogno dell'organismo e in più le principali fonti provengono da proteine a medio/basso valore biologico. Anche la quota di acidi grassi insaturi e di Omega 3 non soddisfa i reali fabbisogni.

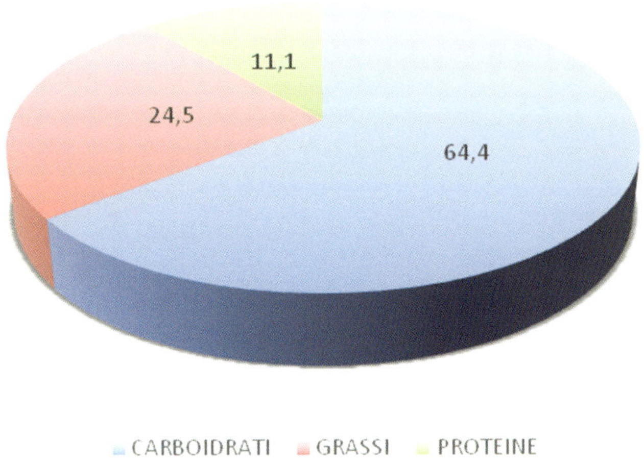

GRAFICO 1. ripartizione dei macronutrienti nella dieta prima della sperimentazione.

- **Calcolo del fabbisogno calorico medio** seguendo la formula di Harris-Benedict e tenendo conto di un'attività lavorativa complessiva moderata: 1774 KCAL. L'attuale apporto calorico dei soggetti (1727 KCAL) pur non superando le esigenze metaboliche, ha determinato un aumento ponderale nell'ultimo anno di circa 2,4kg.
- **Scheda di valutazione dei principali sintomi**: dolore, astenia, disturbi gastrointestinali, disturbi del sonno. Abbiamo utilizzato la **scala di valutazione numerica**, una semplice scala di valutazione, lineare e facilmente comprensibile dal paziente che sceglie semplicemente un numero fra 0 (nessun sintomo) e 10 (massimo espressione del sintomo) per rappresentare il livello della sintomatologia. La valutazione iniziale dei sintomi è stata effettuata a partire dalle 8 settimane precedenti l'inizio del protocollo (calcolandone il valore ogni settimana e dalla quale ne è stata in seguito ricavata la media definitiva) ed ha evidenziato i seguenti valori:
- **Dolore**: cervicale: 7,5; spalle: 7,1; lombare: 8,1; anche: 6,9.
- **Astenia**: 7,3
- **Disturbi gastrointestinali**: stipsi: 6,7; diarrea: 7,4; dolore addominale: 6,9; gonfiore addominale: 7,9.
- **Sonno**: difficoltà ad addormentarsi: 7,1; risvegli notturni: 8,3.

La sperimentazione prevede l'applicazione di un protocollo alimentare della durata di 5 mesi, suddiviso in tre fasi progressive che condurranno il paziente ad un nuovo modello nutrizionale definitivo. In quest'arco temporale non sono stati previsti supplementi integrativi o modifiche concrete dello stile di vita come ad esempio l'inizio di una regolare attività fisica ex novo.

1 FASE:

Durata 3 settimane. Rappresenta la fase più impegnativa in quanto il soggetto si trova a dover affrontare un nuovo percorso nutrizionale che rivoluziona in gran parte le sue abitudini alimentari già consolidate. In questa fase vengono infatti esclusi dalla dieta tutta una serie di alimenti considerati potenzialmente responsabili delle problematiche disfunzionali a carico del metabolismo energetico cellulare.

2 FASE:

Durata 1 mese. Vengono gradualmente introdotti nuovi alimenti che rendono la dieta più varia e stimolante per il paziente. Rappresenta la fase intermedia in cui si inizia a prendere consapevolezza del vero ruolo che gli alimenti possono avere sulla nostra salute.

3 FASE:

Fino al 5° mese. Vengono introdotte ulteriori categorie di alimenti che andranno ad arricchire e variare sempre più la dieta, attribuendogli quelle che saranno le caratteristiche strutturali definitive. Rappresenta la fase di consolidamento in cui si apprendono i principi fondamentali su cui basare la propria condotta alimentare in base alle proprie esigenze personali.

Il protocollo nutrizionale non impone un vero e proprio calcolo delle calorie ma semplicemente degli schemi esemplificativi che prevedono un introito calorico approssimativo di circa 1800 KCAL che si avvicina al fabbisogno individuale medio calcolato precedentemente. Ciò a cui invece è stata attribuita maggiore rilevanza clinica è la ripartizione dei vari macronutrienti che risulta così suddivisa:

- **1 FASE**: glicidi 15% (70g), lipidi 55-60% (110-120g), proteine 20-25% (90-112,5g, corrispondenti a circa 1,2/1,5g/kg).
- **2 FASE**: glicidi 20-25% (90-112g), lipidi 50-55% (100-110g), proteine 15-20% (67,5-90g corrispondenti a 0,9-1,2g/kg).
- **3 FASE**: glicidi 30-35% (135-157g), lipidi 45-50% (90-100g), proteine 15% (67,5g).

L'apporto di glicidi risulta gradualmente crescente durante la successione delle varie fasi, ma la quota energetica predominante proviene principalmente dalla componente lipidica. Nella prima fase, gli zuccheri vengono ricavati esclusivamente da frutta e verdura grazie alla quale si garantirà la quota minima di circa 60-80g al giorno per le necessità essenziali dell'organismo (attività metabolica delle cellule del sistema nervoso e dei globuli rossi) che andrà a sommarsi alla quota ricavata dai processi fisiologici di Neoglucogenesi.

Le fasi seguenti prevedono l'introduzione ***graduale*** di zuccheri complessi provenienti da altre fonti alimentari come legumi, pseudo cereali o cereali provenienti da grani antichi biologici. Ciò permette di innalzare sensibilmente l'introito percentuale di carboidrati e al contempo integrare e garantire un adeguato apporto di fibre solubili e insolubili (circa 30-35g al giorno), indispensabili per la sintesi degli acidi grassi a catena corta le cui proprietà prebiotiche, antinfiammatorie, regolatrici del sistema immunitario e metabolico, risultano fondamentali per lo stato di salute dell'intero organismo. Si è voluto dare massimo risalto a tutti quegli alimenti che potessero garantire le minime oscillazioni glicemiche ed insulinemiche, prediligendo in tal senso gli zuccheri a basso indice glicemico e al contempo sono state escluse quelle sostanze come il glutine e le caseine quali potenziali induttori del fenomeno della permeabilità intestinale. I lipidi introdotti risultano provenire prevalentemente da fonti vegetali come l'olio extra vergine di oliva e la frutta secca ma anche da fonti animali come il pesce azzurro, in modo da apportare le giuste quantità di acidi grassi insaturi ed essenziali quali gli OMEGA 3 (EPA e DHA) ad elevato potere antinfiammatorio. Le proteine sono state sensibilmente aumentate rispetto ai normali fabbisogni prediligendo quelle con elevato valore biologico in modo da garantire la massima efficienza funzionale dell'organismo. Inoltre la costante presenza di verdure e ortaggi è in grado di garantire un buon apporto di vitamine, minerali, oligoelementi ed antiossidanti nonché una fonte costante di sostanze alcalinizzanti da assumere soprattutto la sera.

1 FASE

CIBI DA EVITARE:

- Tutti i tipi di cereali con o senza glutine (sia raffinati che integrali). Quindi tutte le loro derivazioni: pasta, pane, pizza, biscotti, cereali da colazione, pancarrè, brioscine, grissini, crackers, gallette, ecc.
- Legumi
- Solanacee (patate, melanzane, peperoni, pomodori)
- Crostacei e molluschi
- Patatine industriali e fritte
- Latte e latticini

- Insaccati o carni di maiale
- Dolci, bevande zuccherate e succhi di frutta, dolcificanti di ogni genere
- Vino, birra e ogni forma di alcolici, olio di semi e aceto
- Zuccheri: fruttosio, saccarosio, sciroppo di glucosio o mais, miele

Cibi consentiti

Variare il più possibile giornalmente la tipologia di alimenti.

- Verdure e ortaggi di stagione in abbondanza da consumare sia a pranzo che a cena, crude o cotte condite con olio EVO, aromi e limone: aglio, asparagi, barbabietole, basilico, broccolo, carciofi, cardi, carote, cavolfiore, cavoletti di Bruxelles, cavolo cappuccio, cavolo verza, cetrioli, cicoria, cipolle, finocchi, funghi, indivia, lattuga, menta, porri, prezzemolo, radicchio, rape, ravanelli, scarola, sedano, spinaci, zucca, zucchine.
- Minestroni senza legumi e patate.
- Frutta di stagione (1 porzione al giorno) da consumare al mattino o nella prima metà della giornata. Evitare gli agrumi tranne il limone, le banane, fichi, datteri.

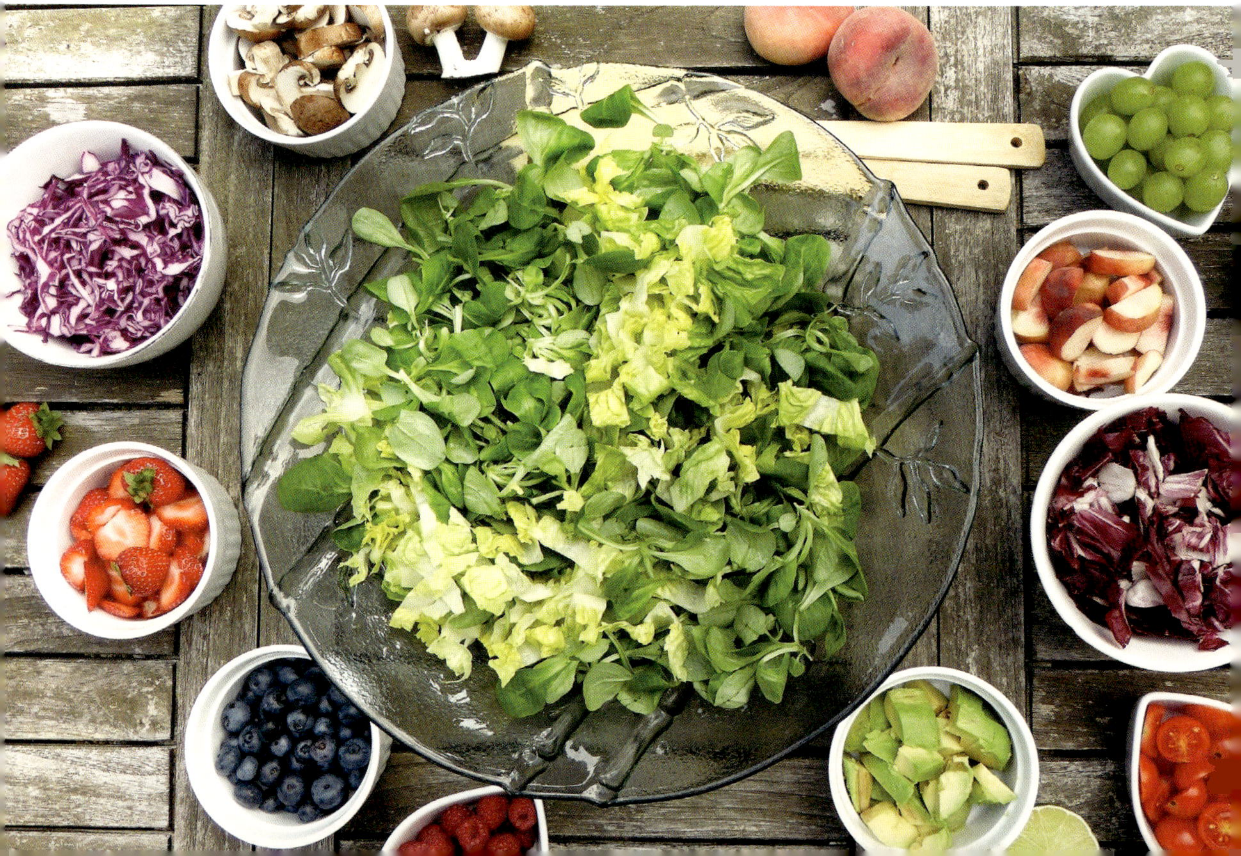

- Pesce (se possibile non da allevamento): prediligere il pesce azzurro particolarmente ricco in acidi grassi polinsaturi (OMEGA 3) come alici, sarde, sardine, sgombro ma anche tonno e salmone.
- Carni bianche: pollo ruspante biologico da allevamento a terra o tacchino.
- Carne rossa di vitello o manzo preferibilmente da allevamento a pascolo.
- Bresaola e fesa di tacchino.
- Uova BIO fino a 7-10 a settimana.
- Frutta secca: specie noci, mandorle, nocciole.
- Grassi vegetali: olio extra vergine d'oliva, olio di cocco e burro chiarificato/ghee biologico.
- Aromi e spezie: curcuma, zenzero, pepe nero, cannella, origano, rosmarino, salvia, timo.
- Sale integrale o rosa dell'Himalaya da assumere con moderazione.
- Avocado, olive nere e verdi.
- Semi di lino, di zucca, di girasole, di chia, ecc.
- Latte vegetale biologico di mandorla o di cocco senza zuccheri aggiunti.
- Pasta o riso di Konjac (ricco in betaglucani).

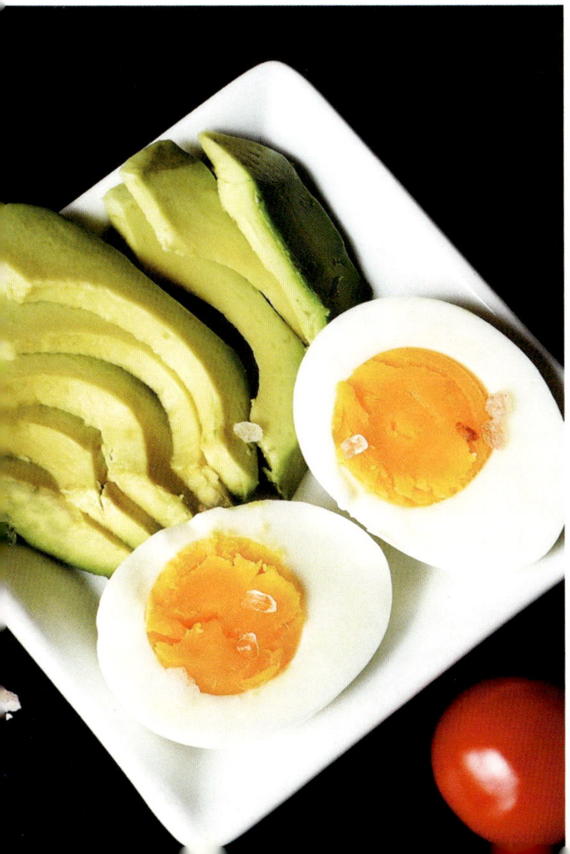

Esempio colazione:

1. Uovo sodo o alla coque, 50g di bresaola condita con olio EVO, limone e aromi, un frutto di stagione.
2. 80g di salmone al naturale condito con olio EVO, limone e aromi, 50g di fesa di tacchino, un frutto di stagione.
3. 80g di bresaola, 30g di frutta secca, 150/200ml di latte di cocco BIO.
4. Omelette con 2 uova (utilizzando olio EVO o burro GHEE per ungere la padella), 150ml di latte di mandorla BIO con 20g di granella di mandorle.
5. 80g di sgombro al naturale condito con olio EVO, limone e aromi, 50g di bresaola, 20g di frutta secca.

Esempio spuntino mattutino o pomeridiano: facoltativo

1. 30g di olive e 1 carota.
2. 30g di frutta secca.
3. 50g di avocado.
4. 1 frutto di stagione (se non consumato a colazione).

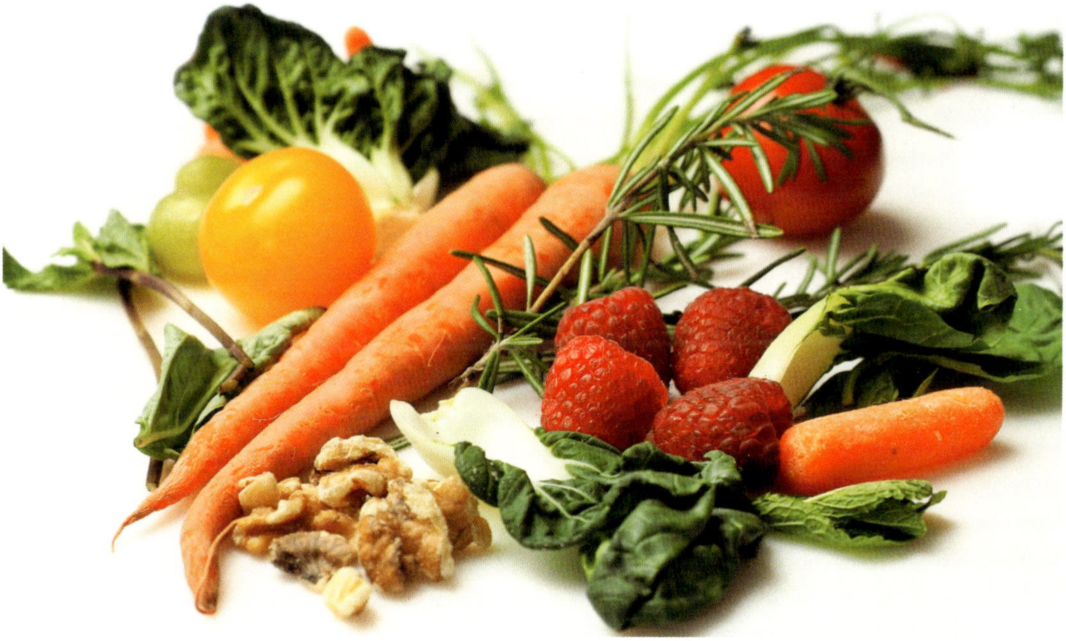

Esempio pranzo:

L'ideale sarebbe assumere verdure crude come antipasto e verdure cotte come contorno accompagnate da un pasto ricco in proteine e grassi. In questa fase non sono previsti carboidrati provenienti da amidi ma solo dalle verdure. Non è prevista frutta a fine pasto.

1. Antipasto con verdure crude a scelta tra quelle più tollerate, condite con olio EVO, limone, aromi e poco sale. A seguire 150-200g di carne ai ferri con olio EVO e aromi antiossidanti (come rosmarino, timo, salvia) con contorno di spinaci.
2. Antipasto con verdure crude a scelta tra quelle più tollerate, condite con olio EVO, limone, aromi e poco sale. A seguire 150-200g di salmone al forno con contorno di zucchine grigliate.

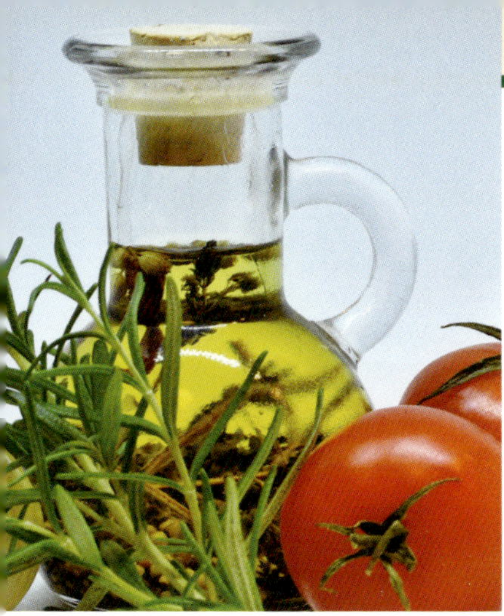

3. Minestrone leggero (senza legumi e patate) più scaloppine di pollo (100-150g) con funghi (senza farina)
4. Antipasto con verdure crude a scelta tra quelle più tollerate, condite con olio EVO, limone, aromi e poco sale. A seguire 2 uova a occhio di bue con verdure miste in padella.

Esempio cena:

LA STRUTTURA DELLA CENA PREVEDE LE MEDESIME CARATTERISTICHE DEL PRANZO CERCANDO DI VARIARE IL PIÙ POSSIBILE LE PIETANZE ALL'INTERNO DEI DUE PASTI PRINCIPALI. (VEDIAMO QUALCHE ALTRO ESEMPIO OLTRE A QUELLI GIÀ PROPOSTI PER IL PRANZO CHE POSSONO ESSERE UTILIZZATI ANCHE PER LA CENA):

1. Insalata grande a base di verdure crude con 80g di salmone o sgombro sgocciolato e uovo sodo, con olio EVO e aromi.
2. Minestrone leggero più 100g di bresaola accompagnata da rucola, carote e carciofini e condita con olio EVO e limone.
3. Antipasto con verdure crude a scelta tra quelle più tollerate, condite con olio EVO, limone, aromi e poco sale. A seguire 2 uova strapazzate con bresaola e contorno di verdure cotte.
4. Vellutata di verdure più involtini di tonno e zucchine.
5. Lasagne di verza con ragù più 1 uovo sodo o a occhio di bue con insalata a piacere.

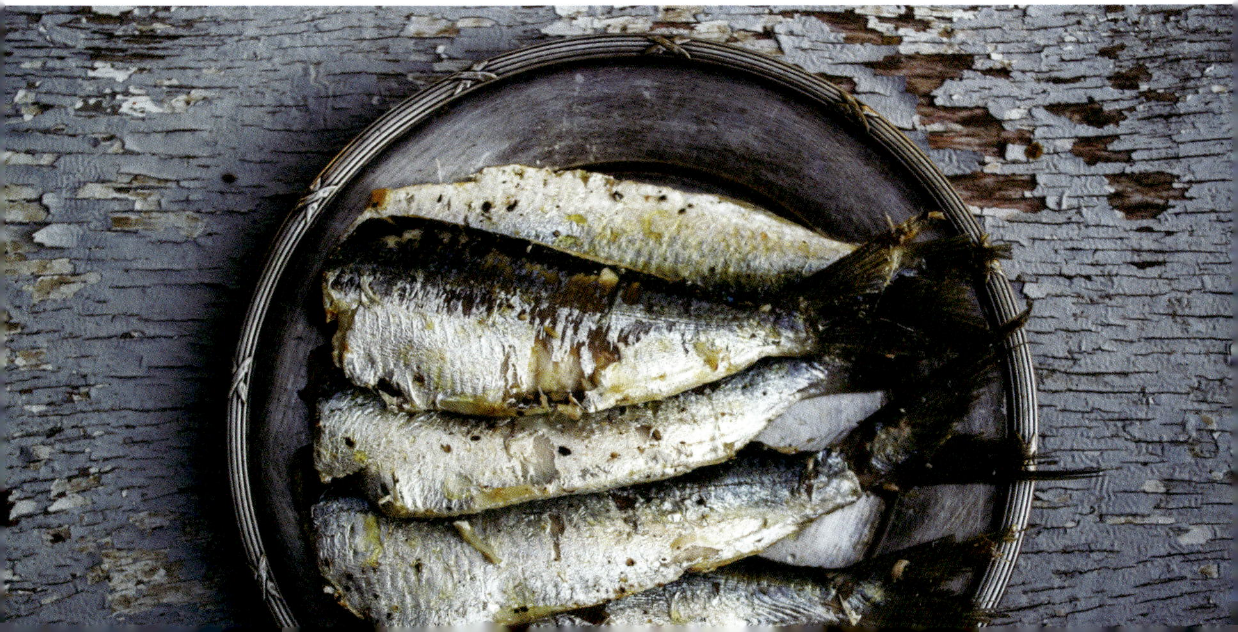

2 FASE

Aggiungere i seguenti alimenti a quelli già previsti nella 1 fase:

- 1 porzione di legumi a settimana (da assumere senza carboidrati per ridurre i processi di fermentazione intestinale) da consumare a pranzo. In base alle necessità valutare quelli maggiormente tollerati ed eventualmente consumarli passati in modo da eliminare la buccia, sotto forma di vellutata.
- 1 porzione di pseudo cereali (quinoa, grano saraceno, amaranto) a settimana da consumare a pranzo.
- 1 porzione di riso rosso o venere a settimana da consumare a pranzo.
- 1 porzione a settimana di solanacee a settimana (a scelta tra peperoni, pomodori, melanzane in base alla propria tolleranza individuale, ad eccezione delle patate).
- 1-2 porzioni a settimana di torta BIO da assumere a colazione. Ingredienti: farine di mandorla, farina di cocco, burro GHEE, uova, latte di mandorla o cocco, sciroppo d'agave o stevia, cacao amaro, aromi vari.
- Latte soia o nocciola o noci BIO senza zuccheri aggiunti a colazione.
- Cioccolato fondente 80%.
- Cocco disidratato.
- È possibile consumare 2 porzioni di frutta al giorno (evitare gli agrumi tranne il limone, banane, fichi, datteri) ma sempre nella prima parte della giornata (a colazione o come spuntino mattutino) e comunque non assumerla assieme agli amidi.

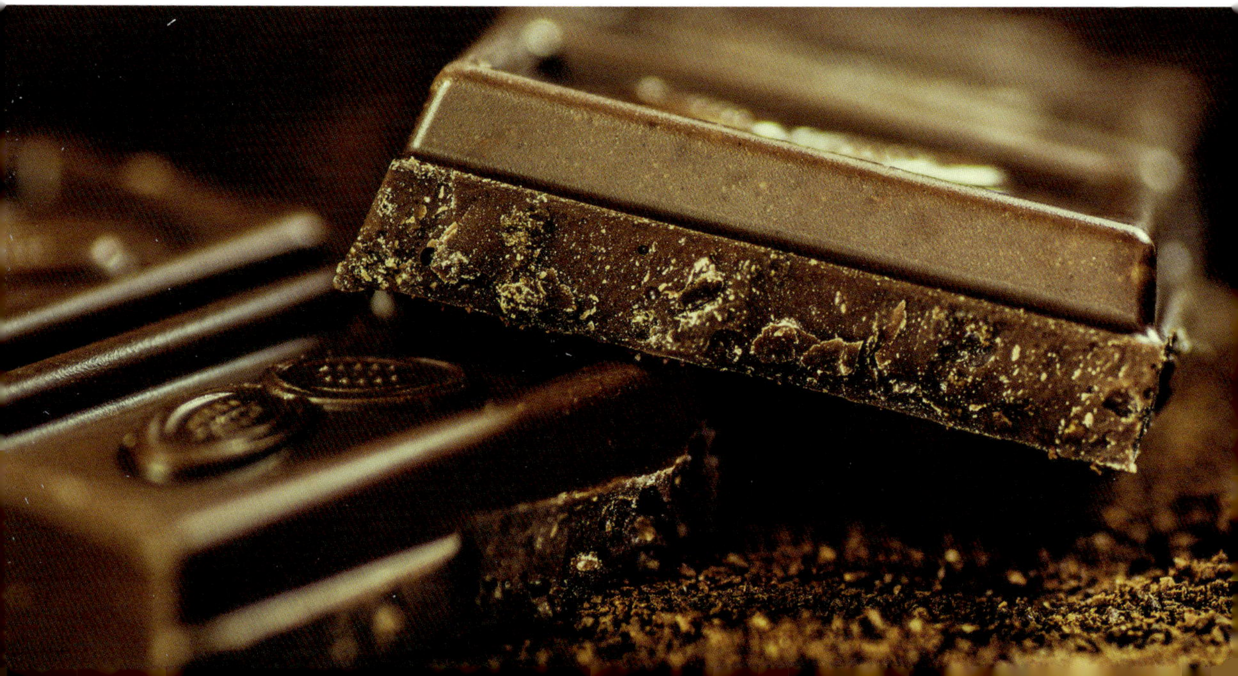

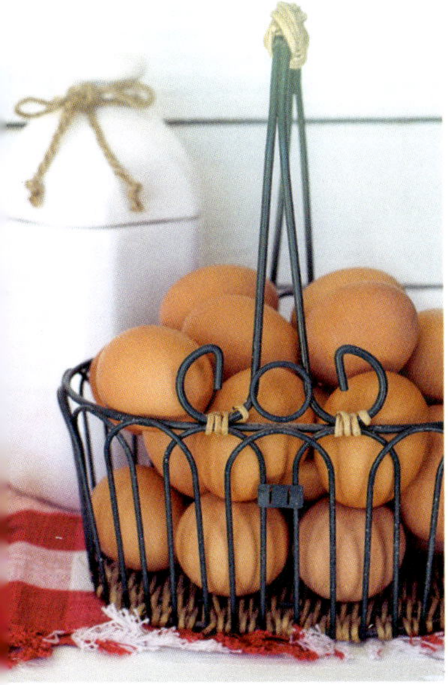

Esempio colazione:

Si ripropone il modello della 1 fase, apportando alcune varianti. Oltre al latte vegetale di mandorla e cocco si può aggiungere il latte di soia o di nocciola BIO senza zuccheri aggiunti da consumare anche con del caffè o del cacao amaro. È possibile anche alternare una colazione salata ad una colazione dolce.

1. Uovo sodo o alla coque, 50g di bresaola condita con olio EVO, limone e aromi e 20g di frutta secca.
2. 80g di salmone o sgombro al naturale condito con olio EVO, limone e aromi, 50g di fesa di tacchino, un frutto di stagione.
3. 80g di bresaola o fesa di tacchino, 30g di frutta secca, 20g di cioccolato fondente 80%.
4. 2 uova strapazzate con 50g di bresaola (utilizzando olio EVO o burro GHEE per ungere la padella) e un frutto di stagione.
5. 150/200ml di latte vegetale a scelta (mandorla, cocco, nocciola, soia) con porzione di torta BIO.

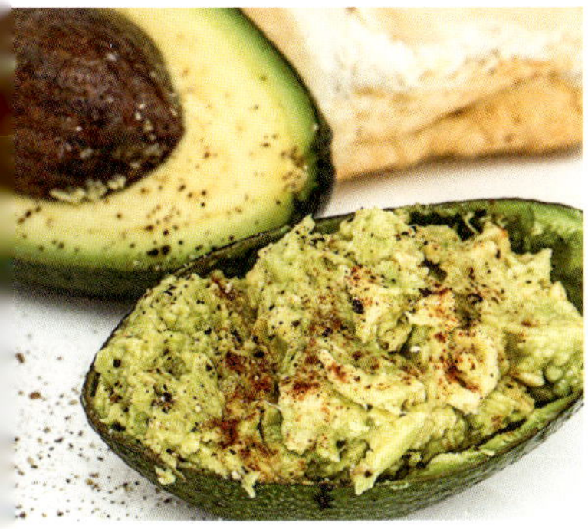

Esempio spuntino mattutino o pomeridiano: facoltativo

1. 30g di olive e 1 carota.
2. 30g di frutta secca.
3. 50g di avocado.
4. 1 frutto di stagione.
5. 20g di cioccolato fondente 80%.
6. 20g di cocco disidratato senza zuccheri aggiunti.

Esempio pranzo:

In questa fase è possibile introdurre per 3 giorni a settimana, come prima pietanza, una porzione rispettivamente di legumi, pseudo cereali (come quinoa, grano saraceno o amaranto) e riso (rosso o venere). Inoltre è consentita una porzione a settimana di solanacee a scelta (ad eccezione delle patate). Per gli altri giorni si mantiene la struttura della prima fase.

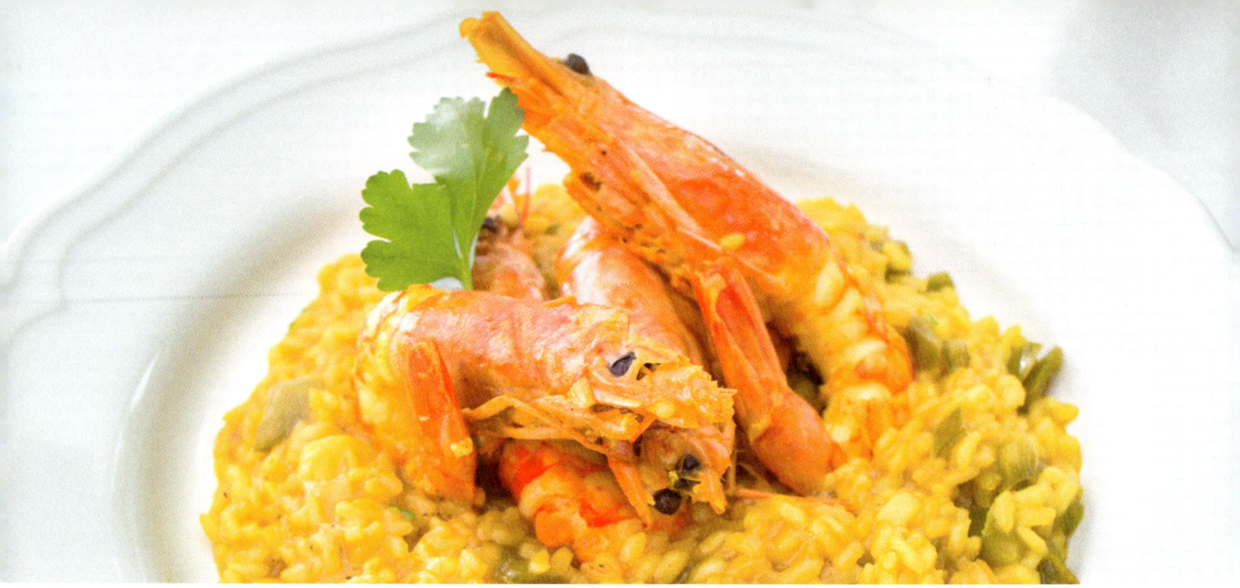

1. Vedi esempi menù pranzo e cene della prima fase. In più qualche altro esempio:
2. Antipasto con verdure crude a scelta tra quelle più tollerate, condite con olio EVO, limone, aromi e poco sale. A seguire pollo (150/200g) con peperoni al curry.
3. 70-80g di legumi e 1-2 uova a occhio di bue con contorno di cavolo cappuccio.
4. 70-80g di riso venere con zucchine e gamberetti e hamburger con contorno di spinaci.
5. 70g di quinoa con verdure saltate (zucchine e melenzane) più 100g di salmone ai ferri condito con olio EVO, limone ed aromi.

Esempio cena: la struttura della cena mantiene le stesse caratteristiche della prima fase.

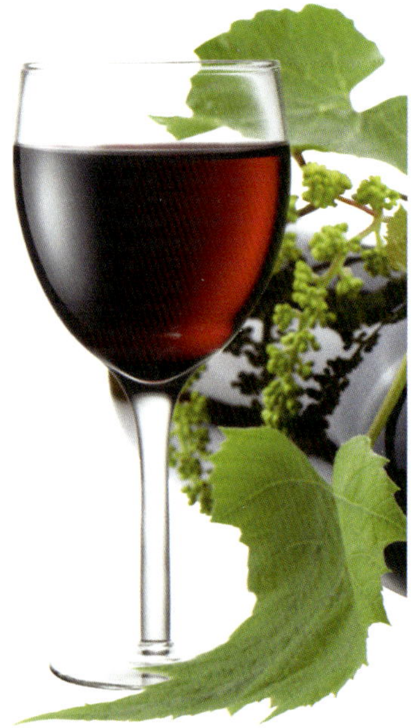

3 FASE

Aggiungere i seguenti alimenti a quelli già previsti nelle 2 fasi precedenti:

- 1 bicchiere di vino rosso a settimana.
- 2 porzioni di legumi a settimana.
- 2 porzione di pseudo cereali a settimana.
- 2 porzioni di riso rosso o venere a settimana.
- 1 porzione di pane a lievitazione naturale o pasta a base di grani antichi.
- 2 porzioni di solanacee a settimana (per le patate prediligere quelle dolci)

- Crostacei o molluschi (1 porzione a settimana).
- Minestrone con legumi.
- Frutta sempre max 2 porzioni al giorno. È possibile introdurre anche la frutta più zuccherina.
- Frutta disidratata senza zuccheri aggiunti.
- Frutta secca dolce (fichi o prugne).
- Crespelle o creeps con farina di mandorla per la colazione.
- Fiocchi d'avena o grano saraceno soffiato per la colazione.
- Muesli con fiocchi d'avena BIO, frutta secca e frutta essiccata, semi di lino.
- Yogurt di soia o Yogurt greco (1-2 porzioni a settimana).
- 1 porzione a settimana di ricotta solo se ben tollerata o formaggio non pastorizzato.
- Farine alternative: quinoa, ceci, castagne, ecc.
- Alcuni dolcificanti con moderazione: miele, stevia, sciroppo d'agave, marmellata BIO senza zuccheri aggiunti (30-35%).

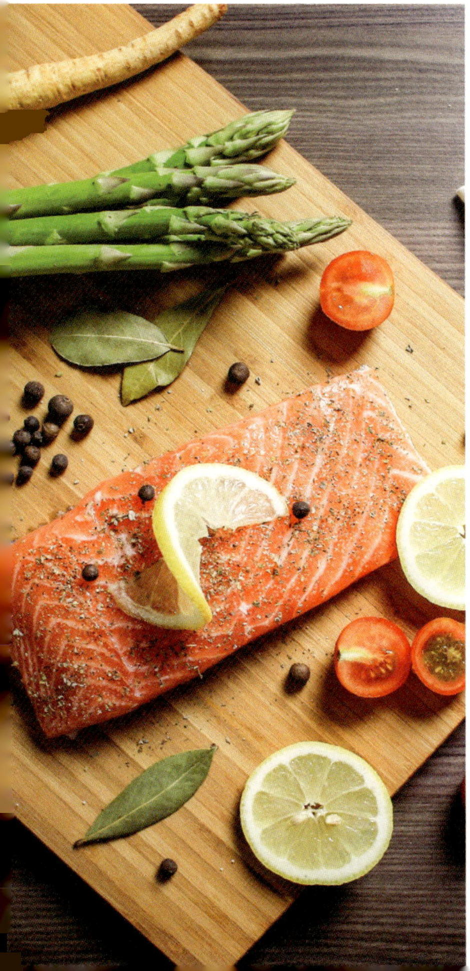

ESEMPIO COLAZIONE:

Si ripropone il modello della 2 fase (*vedi fase 2*), arricchendola ulteriormente e rendendola ancor più varia:

1. Uovo sodo o alla coque, 50g di bresaola condita con olio EVO, limone e aromi e 20g di frutta secca.

2. 80g di salmone o sgombro al naturale condito con olio EVO, limone e aromi, 50g di fesa di tacchino, un frutto di stagione.

3. 80g di bresaola o fesa di tacchino, 30g di frutta secca, 20g di cioccolato fondente 80%.

4. 2 uova strapazzate con 50g di bresaola (utilizzando olio EVO o burro GHEE per ungere la padella) e un frutto di stagione.

5. Omelette con 2 uova, banana e aroma di vaniglia e zenzero e 30g di frutta secca.

6. Crepes con farina di mandorla con un filo di miele o marmellata BIO senza zuccheri aggiunti più 50g di mortadella di pollo o bresaola.

7. 150/200ml di latte vegetale a scelta (mandorla, cocco, nocciola, soia) con porzione di torta BIO.
8. 150/200ml di latte vegetale con muesli, o 30-40g di fiocchi d'avena BIO o grano saraceno soffiato.

Esempio spuntino mattutino o pomeridiano: facoltativo

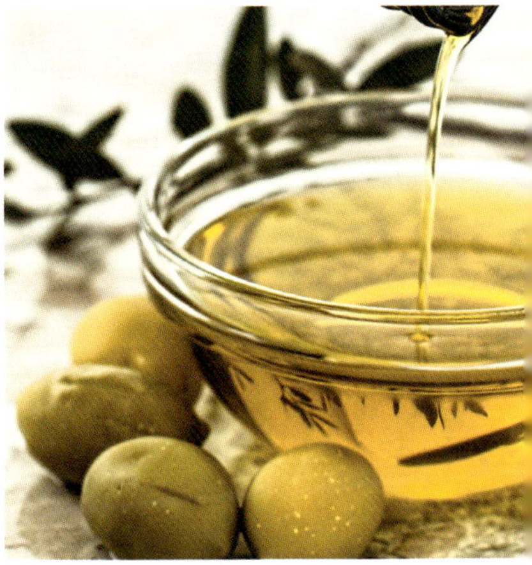

1. 30g di olive e 1 carota.
2. 30g di frutta secca.
3. 50g di avocado.
4. 1 frutto di stagione.
5. 20g di cioccolato fondente 80%.
6. 20g di cocco disidratato senza zuccheri aggiunti.
7. 3-4 prugne secche o fichi secchi.
8. 1 yogurt di soia o yogurt greco.

Esempio pranzo:

Questa fase continua la struttura di quella precedente ma è possibile consumare giornalmente (e non più 3 volte a settimana) un primo piatto a base di amidi e carboidrati complessi, da assumere sempre in associazione a cibi proteici, grassi e fibre, al fine di modulare la risposta insulinica. Si potrà scegliere tra:

- legumi tra quelli più tollerati (anche sotto forma di vellutata);
- pasta con farine di legumi;
- pasta con farina di quinoa o grano saraceno;
- riso rosso o venere;
- pasta o pane di grani antichi a lievitazione naturale.

Anche in questo caso la frutta va consumata lontano dai pasti e quindi preferibilmente lontano da alimenti contenenti amidi.

È possibile consumare 2 porzioni di solanacee a settimana (se si consumano le patate prediligere quelle dolci e comunque non abbinarle ad altri alimenti contenenti amidi).

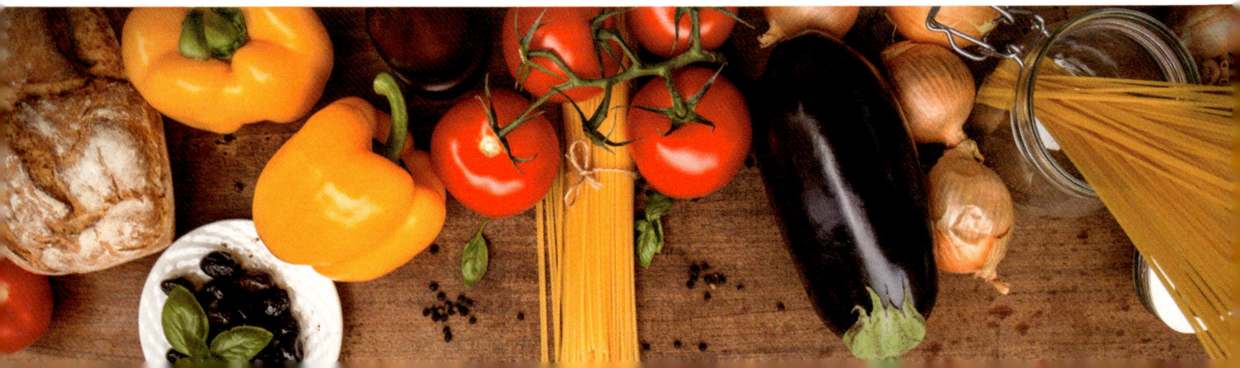

Esempio cena:

La struttura della cena mantiene le stesse caratteristiche della seconda fase. Evitare cibi contenenti amidi e la frutta.

5.3 RISULTATI

Al termine dei 5 mesi di sperimentazione abbiamo messo a confronto i valori antropometrici e le scale di valutazione di sintomi, con quelli ricavati all'inizio del percorso:

Calo ponderale medio: 4,7 KG (pur mantenendo lo stesso bilancio calorico)
Peso complessivo medio: 68,7 KG (73,4)
BMI: 25,5 (27,3)
Circonferenza addominale: 87,5 CM (93)
Valutazione della sintomatologia al termine del 5° mese di sperimentazione (è stata eseguita ogni mese per tutti i 5 mesi complessivi):

- **Dolore**: cervicale: 1,5 (7,5); spalle: 0,8 (7,1); lombare: 1,4 (8,1); anche: 0,5 (6,9).
- **Astenia**: 1,5 (7,3).
- **Disturbi gastrointestinali**: stipsi: 2,4 (6,7); diarrea: 0,5 (7,4); dolore addominale: 1,1 (6,9); gonfiore addominale: 1,3 (7,9).
- **Disturbi del sonno**: difficoltà ad addormentarsi: 1,9 (7,1); risvegli notturni: 0,7 (8,3).

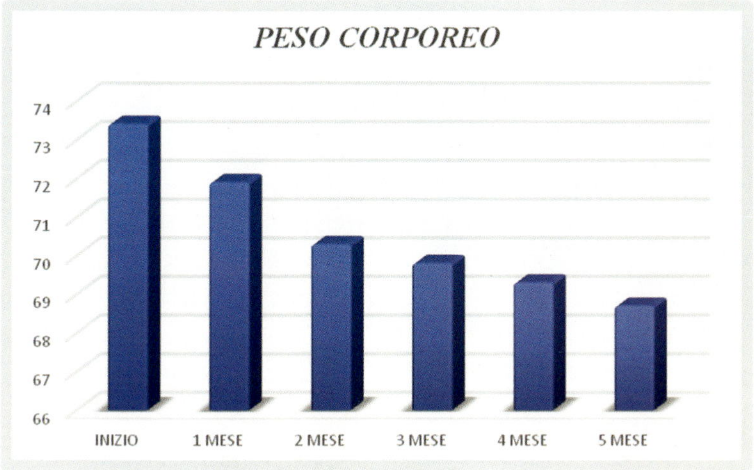

GRAFICO 2. rappresentazione grafica dell'andamento del peso corporeo.

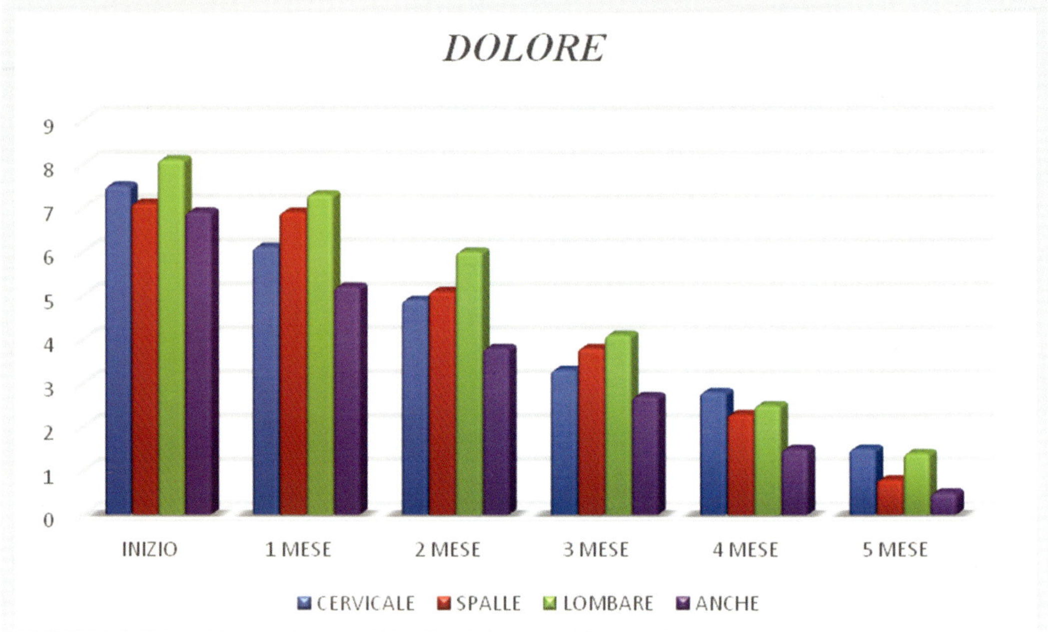

GRAFICO 3. rappresentazione grafica dell'andamento del dolore nei 5 mesi di sperimentazione.

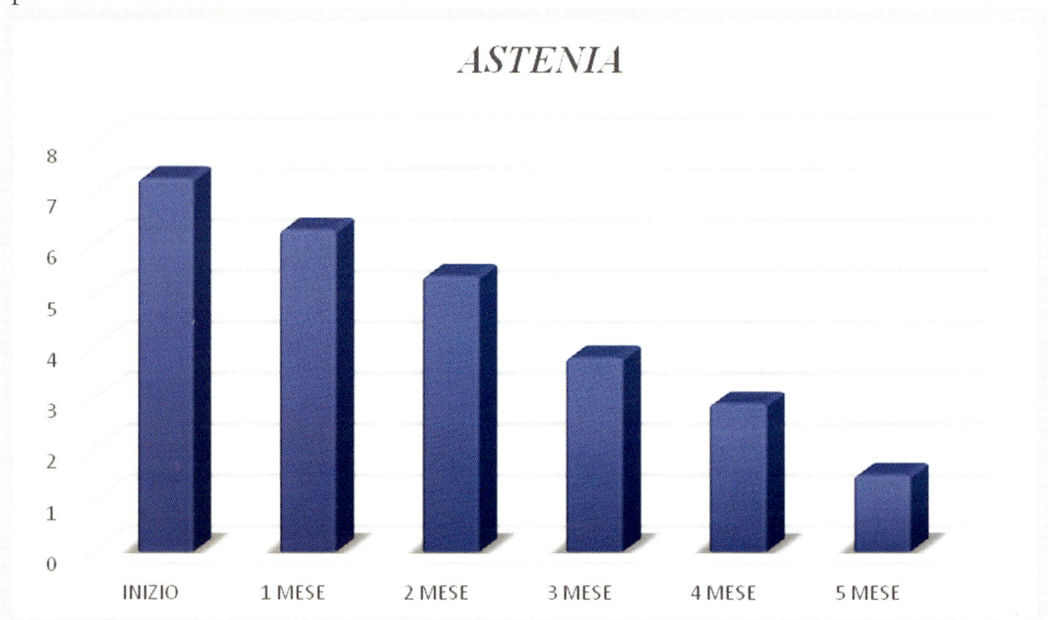

GRAFICO 4. rappresentazione grafica dell'andamento dell'astenia nei 5 mesi di sperimentazione.

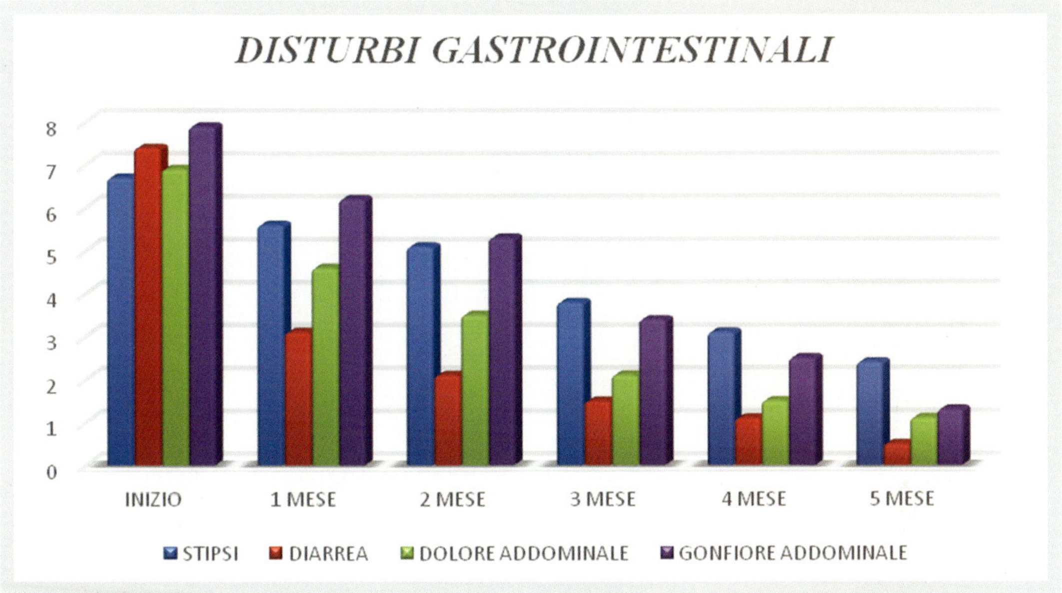

GRAFICO 5. rappresentazione grafica dell'andamento dei disturbi gastrointestinali nei 5 mesi di sperimentazione.

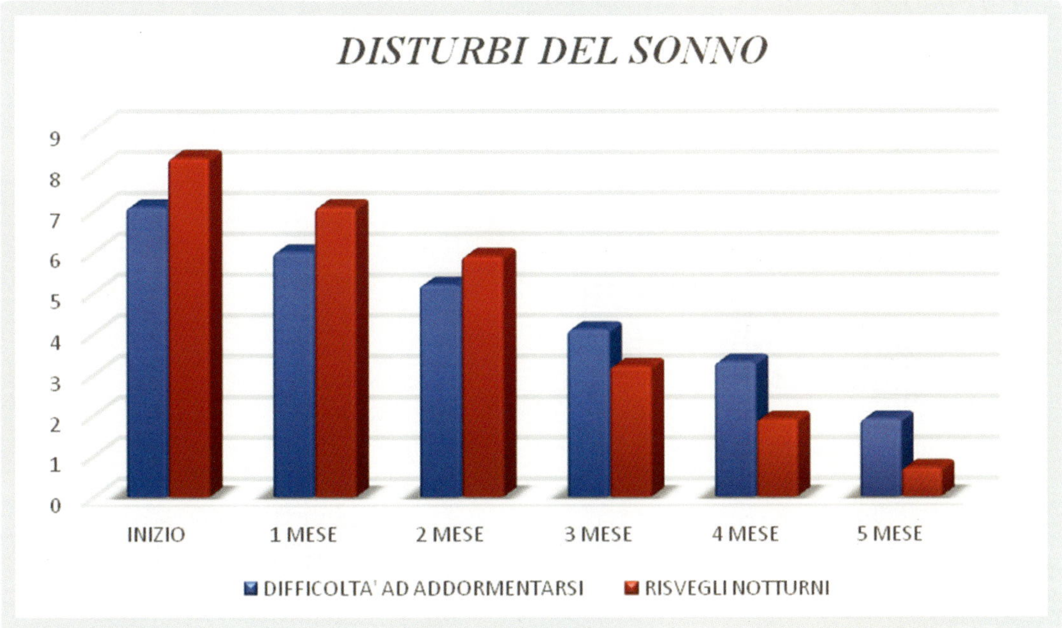

GRAFICO 6. rappresentazione grafica dell'andamento dei disturbi del sonno nei 5 mesi di sperimentazione.

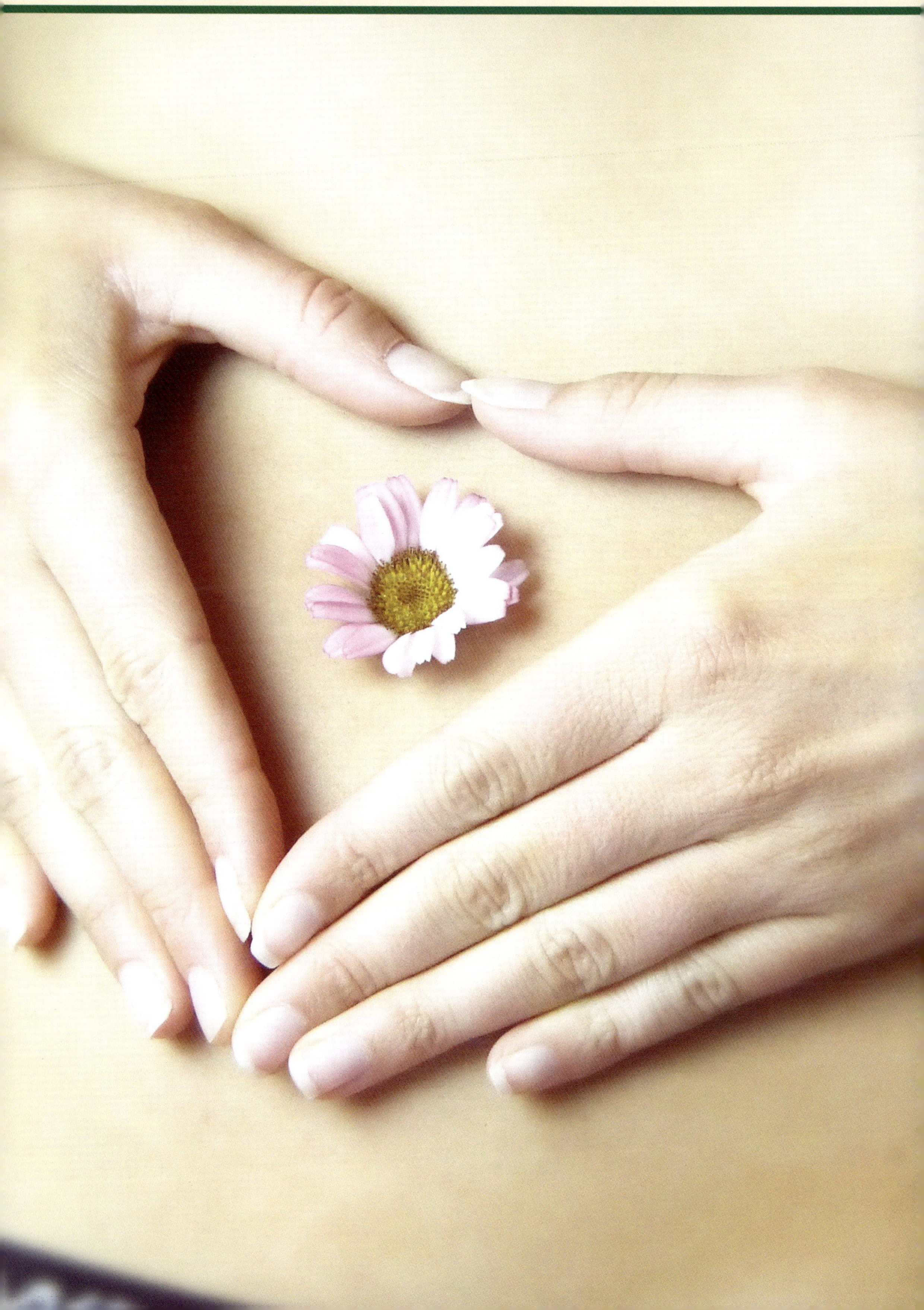

CAPITOLO 6

CONCLUSIONI

Nella vita di un paziente fibromialgico, l'alimentazione assume spesso un ruolo quasi marginale nel contesto terapeutico globale. Per quanto negli ultimi anni la cultura in campo nutrizionale abbia assunto delle connotazioni più definite, manca ancora la reale percezione dei potenziali benefici che si potrebbero ottenere da un approccio più consapevole di ciò che mangiamo.

La conclusione dell'intero percorso sperimentale ha dimostrato infatti come sia possibile modificare il proprio benessere psicofisico in maniera del tutto naturale, semplicemente rispettando i personali ritmi biologici e lasciando che il nostro organismo sfrutti al meglio le proprie capacità di rigenerazione, grazie al riequilibrio metabolico indotto dal nuovo modello nutrizionale proposto. Questo prevede una differente ripartizione dei vari macronutrienti in cui si predilige l'utilizzo dei lipidi come principale fonte energetica (con particolare attenzione agli acidi grassi insaturi ed essenziali) ed un netto ridimensionamento dei carboidrati specie nelle fasi iniziali, che verranno parzialmente reintegrati in maniera graduale nel corso della sperimentazione, dando tuttavia maggiore risalto a tutte le fonti ricche in fibre, ma al contempo prive di glutine. Anche la componente proteica è stata presa in seria considerazione cercando di garantire un adeguato fabbisogno giornaliero al fine di rispettare le esigenze metaboliche dell'organismo, in particolar modo privilegiando quelle ad elevato valore biologico.

Nel corso dei 5 mesi di sperimentazione abbiamo assistito ad un significativo miglioramento del quadro sintomatico globale, con una progressiva riduzione del dolore muscolo scheletrico a livello di tutti i distretti analizzati. I pazienti hanno riferito una maggiore energia ed entusiasmo nell'affrontare la quotidianità, un netto miglioramento dei disturbi gastrointestinali, nonché l'acquisizione di un miglior sonno ristoratore (più facilità ad addormentarsi e minori risvegli notturni).

I risultati ottenuti sono veramente incoraggianti anche se devono essere oggetto di ulteriori approfondimenti e supportati da una maggiore forza statistica. Non

sono inoltre stati presi in considerazione altri fattori che avrebbero potuto dare un ulteriore contributo al benessere della persona, al fine di focalizzare l'attenzione esclusivamente sulla componente nutrizionale. Ad esempio l'utilizzo di un supporto integrativo il cui impiego è ampiamente oggetto di studio nell'ambito del trattamento del dolore cronico, lo svolgimento di un'attività fisica regolare e costante nel tempo e, non per ultimo, il supporto psico emozionale.
La sfida ulteriore consisterà non soltanto nel riuscire a mantenere nel tempo questa nuova condizione di benessere, ma anche quella di fornire uno strumento di conoscenza grazie al quale divenire pienamente responsabili di ciò che accade nella nostra vita e del proprio stato di salute, in accordo con i tradizionali supporti medico-farmacologici, ma a patto che essi non divengano uno strumento a cui affidarsi integralmente anche quando se ne potrebbe fare a meno e da cui dipendere per tutta la vita.
Ritengo che la conoscenza consapevole sia qualcosa che debba essere messa al servizio di tutti. Chi è in grado di tramandare conoscenze utili all'evoluzione dell'uomo è invitato a farsi avanti pur con tutti gli ostacoli che si possono presentare lungo il cammino. Ritengo che la scienza sia un fenomeno in perpetua evoluzione e proprio per questo non potrà mai garantire una verità assoluta. *Il limite più grande tuttavia non è nella scienza in sé, ma nella coscienza dell'uomo che pretende di poterla gestire in base alle proprie esigenze.*

BIBLIOGRAFIA

1. **Guymer, E.K., et al**., *Fibromyalgia onset has a high impact on work ability in Australians*. Intern Med J, 2016. **46**(9): p. 1069-74.
2. **Woolf, C.J.,** *Central sensitization: implications for the diagnosis and treatment of pain*. Pain, 2011. **152**(3 Suppl): p. S2-S15.
3. **Latremoliere, A. and C.J. Woolf**, *Central sensitization: a generator of pain hypersensitivity by central neural plasticity*. J Pain, 2009. **10**(9): p. 895-926.
4. **Gonzalez-Vives, S., et al.,** *Hypothalamic-pituitary axis response to a 0.25-MG dexamethasone test in women with fibromyalgia*. Stress, 2020. **23**(3): p. 284-289.
5. **Coppens, E., et al**., *Cortisol and Subjective Stress Responses to Acute Psychosocial Stress in Fibromyalgia Patients and Control Participants*. Psychosom Med, 2018. **80**(3): p. 317-326.
6. **Perrot, S., et al**., *Development and validation of the Fibromyalgia Rapid Screening Tool (FiRST)*. Pain, 2010. **150**(2): p. 250-256.
7. **Baron, R., et al.,** *Improving the primary care physicians' decision making for fibromyalgia in clinical practice: development and validation of the Fibromyalgia Detection (FibroDetect(R)) screening tool*. Health Qual Life Outcomes, 2014. **12**: p. 128.
8. **Bidari, A., et al**., *Comparing duloxetine and pregabalin for treatment of pain and depression in women with fibromyalgia: an open-label randomized clinical trial*. Daru, 2019. **27**(1): p. 149-158.
9. **Roth, T., et al**., *Effect of pregabalin on sleep in patients with fibromyalgia and sleep maintenance disturbance: a randomized, placebo-controlled, 2-way crossover polysomnography study*. Arthritis Care Res (Hoboken), 2012. **64**(4): p. 597-606.
10. **Aquilano, K., et al.,** p53 *orchestrates the PGC-1alpha-mediated antioxidant response upon mild redox and metabolic imbalance*. Antioxid Redox Signal, 2013. **18**(4): p. 386-99.
11. **Aquilano, K., et al.,** *Nitric oxide is the primary mediator of cytotoxicity induced by GSH depletion in neuronal cells*. J Cell Sci, 2011. **124**(Pt 7): p. 1043-54.
12. **Gould, R.L. and R. Pazdro**, *Impact of Supplementary Amino Acids, Micronutrients, and Overall Diet on Glutathione Homeostasis*. Nutrients, 2019. **11**(5).
13. **Zhunina, O.A., et al.,** *Neurodegenerative Diseases Associated with Mitochondrial DNA Mutations*. Curr Pharm Des, 2020. **26**(1): p. 103-109.
14. **Islam, M.T.,** *Oxidative stress and mitochondrial dysfunction-linked neurodegenerative disorders*. Neurol Res, 2017. **39**(1): p. 73-82.
15. **Bhat, A.H., et al.,** *Oxidative stress, mitochondrial dysfunction and neurodegenerative diseases; a mechanistic insight*. Biomed Pharmacother, 2015. **74**: p. 101-10.
16. **Hahn, A. and S. Zuryn**, *Mitochondrial Genome (mtDNA) Mutations that Generate Reactive Oxygen Species*. Antioxidants (Basel), 2019. **8**(9).

17. **Wang, C.H., et al.,** *Oxidative stress response elicited by mitochondrial dysfunction: implication in the pathophysiology of aging*. Exp Biol Med (Maywood), 2013. **238**(5): p. 450-60.
18. **Tong, L. and J.M. Denu**, *Function and metabolism of sirtuin metabolite O-acetyl-ADP-ribose*. Biochim Biophys Acta, 2010. **1804**(8): p. 1617-25.
19. **Hikosaka, K., et al.,** *Implications of NAD metabolism in pathophysiology and therapeutics for neurodegenerative diseases*. Nutr Neurosci, 2019: p. 1-13.
20. **Okabe, K., et al**., *Implications of altered NAD metabolism in metabolic disorders*. J Biomed Sci, 2019. **26**(1): p. 34.
21. **Lagunas-Rangel, F.A.,** *Current role of mammalian sirtuins in DNA repair*. DNA Repair (Amst), 2019. **80**: p. 85-92.
22. **Huang, J.Y., et al.,** *Mitochondrial sirtuins*. Biochim Biophys Acta, 2010. **1804**(8): p. 1645-51.
23. **Dali-Youcef, N., et al.,** *Sirtuins: the 'magnificent seven', function, metabolism and longevity*. Ann Med, 2007. **39**(5): p. 335-45.
24. **Nelson, L.E., et al.,** A *novel inverse relationship between metformin-triggered AMPK-SIRT1 signaling and p53 protein abundance in high glucose-exposed HepG2 cells*. Am J Physiol Cell Physiol, 2012. **303**(1): p. C4-C13.
25. **Lee, C.W., et al.,** *AMPK promotes p53 acetylation via phosphorylation and inactivation of SIRT1 in liver cancer cells*. Cancer Res, 2012. **72**(17): p. 4394-404.
26. **Eid, A.A., et al.,** *AMP-activated protein kinase (AMPK) negatively regulates Nox4-dependent activation of p53 and epithelial cell apoptosis in diabetes*. J Biol Chem, 2010. **285**(48): p. 37503-12.
27. **Fasano, C., et al**., *FOXO3a from the Nucleus to the Mitochondria: A Round Trip in Cellular Stress Response*. Cells, 2019. **8**(9).
28. **Unterman, T.G.,** *Regulation of Hepatic Glucose Metabolism by FoxO Proteins, an Integrated Approach*. Curr Top Dev Biol, 2018. **127**: p. 119-147.
29. **Aquilano, K., et al.,** *Peroxisome proliferator-activated receptor gamma co-activator 1alpha (PGC-1alpha) and sirtuin 1 (SIRT1) reside in mitochondria: possible direct function in mitochondrial biogenesis*. J Biol Chem, 2010. **285**(28): p. 21590-9.
30. **Arany, Z.,** *PGC-1 coactivators and skeletal muscle adaptations in health and disease*. Curr Opin Genet Dev, 2008. **18**(5): p. 426-34.
31. **Yan, Z**., *Exercise, PGC-1alpha, and metabolic adaptation in skeletal muscle*. Appl Physiol Nutr Metab, 2009. **34**(3): p. 424-7.
32. **Ji, L.L. and D. Yeo**, *Mitochondrial dysregulation and muscle disuse atrophy*. F1000Res, 2019. **8**.
33. **Islam, H., B.A. Edgett, and B.J.** *Gurd, Coordination of mitochondrial biogenesis by PGC-1alpha in human skeletal muscle: A re-evaluation*. Metabolism, 2018. **79**: p. 42-51.
34. **Fan, W., et al.,** *ERRgamma Promotes Angiogenesis, Mitochondrial Biogenesis, and Oxidative Remodeling in PGC1alpha/beta-Deficient Muscle*. Cell Rep, 2018. **22**(10): p. 2521-2529.
35. **Summermatter, S., et al.,** *Skeletal muscle PGC-1alpha controls whole-body lactate homeostasis through estrogen-related receptor alpha-dependent activation of LDH B and repression of LDH A*. Proc Natl Acad Sci U S A, 2013. **110**(21): p. 8738-43.
36. **Liang, X., et al.,** *Exercise Inducible Lactate Dehydrogenase B Regulates Mitochondrial Function in Skeletal Muscle*. J Biol Chem, 2016. **291**(49): p. 25306-25318.
37. **Valle, I., et al**., *PGC-1alpha regulates the mitochondrial antioxidant defense system in vascular endothelial cells*. Cardiovasc Res, 2005. **66**(3): p. 562-73.
38. **Kadlec, A.O., et al.,** *Role of PGC-1alpha in Vascular Regulation: Implications for Atherosclerosis*. Arterioscler Thromb Vasc Biol, 2016. **36**(8): p. 1467-74.

39. **Hwang, J.W., et al**., *Redox regulation of SIRT1 in inflammation and cellular senescence*. Free Radic Biol Med, 2013. **61**: p. 95-110.
40. **Szkudelski, T. and K. Szkudelska**, *The relevance of AMP-activated protein kinase in insulin-secreting beta cells: a potential target for improving beta cell function?* J Physiol Biochem, 2019. **75**(4): p. 423-432.
41. **Iwaoka, R. and K. Kataoka**, *Glucose regulates MafA transcription factor abundance and insulin gene expression by inhibiting AMP-activated protein kinase in pancreatic beta-cells*. J Biol Chem, 2018. **293**(10): p. 3524-3534.
42. **Towler, M.C. and D.G. Hardie**, *AMP-activated protein kinase in metabolic control and insulin signaling*. Circ Res, 2007. **100**(3): p. 328-41.
43. **Hardie, D.G., F.A. Ross, and S.A. Hawley**, *AMPK: a nutrient and energy sensor that maintains energy homeostasis*. Nat Rev Mol Cell Biol, 2012. **13**(4): p. 251-62.
44. **Viollet, B.,** *The Energy Sensor AMPK: Adaptations to Exercise, Nutritional and Hormonal Signals, in Hormones, Metabolism and the Benefits of Exercise*, B. Spiegelman, Editor. 2017: Cham (CH). p. 13-24.
45. **Hardie, D.G.,** *New roles for the LKB1-->AMPK pathway*. Curr Opin Cell Biol, 2005. **17**(2): p. 167-73.
46. **Hardie, D.G.,** *AMPK: positive and negative regulation, and its role in whole-body energy homeostasis*. Curr Opin Cell Biol, 2015. **33**: p. 1-7.
47. **Fang, H. and R.L. Judd,** *Adiponectin Regulation and Function*. Compr Physiol, 2018. **8**(3): p. 1031-1063.
48. **Yamauchi, T., et al.,** *Adiponectin stimulates glucose utilization and fatty-acid oxidation by activating AMP-activated protein kinase*. Nat Med, 2002. **8**(11): p. 1288-95.
49. **Wang, B. and K.K. Cheng**, *Hypothalamic AMPK as a Mediator of Hormonal Regulation of Energy Balance*. Int J Mol Sci, 2018. **19**(11).
50. **Salminen, A. and K. Kaarniranta**, *AMP-activated protein kinase (AMPK) controls the aging process via an integrated signaling network*. Ageing Res Rev, 2012. **11**(2): p. 230-41.
51. **Salminen, A., K. Kaarniranta, and A. Kauppinen**, *Age-related changes in AMPK activation: Role for AMPK phosphatases and inhibitory phosphorylation by upstream signaling pathways*. Ageing Res Rev, 2016. **28**: p. 15-26.
52. **Piantadosi, C.A. and H.B. Suliman**, *Redox regulation of mitochondrial biogenesis*. Free Radic Biol Med, 2012. **53**(11): p. 2043-53.
53. **Suliman, H.B. and C.A. Piantadosi**, *Mitochondrial Quality Control as a Therapeutic Target*. Pharmacol Rev, 2016. **68**(1): p. 20-48.
54. **Suliman, H.B. and C.A. Piantadosi**, *Mitochondrial biogenesis: regulation by endogenous gases during inflammation and organ stress*. Curr Pharm Des, 2014. **20**(35): p. 5653-62.
55. **Cherry, A.D. and C.A. Piantadosi**, *Regulation of mitochondrial biogenesis and its intersection with inflammatory responses*. Antioxid Redox Signal, 2015. **22**(12): p. 965-76.
56. **Wu, Y.T., S.B. Wu, and Y.H. Wei**, *Metabolic reprogramming of human cells in response to oxidative stress: implications in the pathophysiology and therapy of mitochondrial diseases*. Curr Pharm Des, 2014. **20**(35): p. 5510-26.
57. **Wu, S.B., et al**., *Role of AMPK-mediated adaptive responses in human cells with mitochondrial dysfunction to oxidative stress*. Biochim Biophys Acta, 2014. **1840**(4): p. 1331-44.
58. **Wu, Y.T., S.B. Wu, and Y.H. Wei**, *Roles of sirtuins in the regulation of antioxidant defense and bioenergetic function of mitochondria under oxidative stress*. Free Radic Res, 2014. **48**(9): p. 1070-84.

59. **Baldelli, S., et al.,** *The role of nNOS and PGC-1alpha in skeletal muscle cells.* J Cell Sci, 2014. **127**(Pt 22): p. 4813-20.
60. **Aquilano, K., et al.,** *Extranuclear localization of SIRT1 and PGC-1alpha: an insight into possible roles in diseases associated with mitochondrial dysfunction.* Curr Mol Med, 2013. **13**(1): p. 140-54.
61. **Gurd, B.J.,** *Deacetylation of PGC-1alpha by SIRT1: importance for skeletal muscle function and exercise-induced mitochondrial biogenesis.* Appl Physiol Nutr Metab, 2011. **36**(5): p. 589-97.
62. **Yoshino, J., J.A. Baur, and S.I. Imai**, NAD(+) *Intermediates: The Biology and Therapeutic Potential of NMN and NR.* Cell Metab, 2018. **27**(3): p. 513-528.
63. **Verdin, E.,** *NAD(+) in aging, metabolism, and neurodegeneration. Science, 2015.* **350**(6265): p. 1208-13.
64. **Imai, S. and J. Yoshino**, *The importance of NAMPT/NAD/SIRT1 in the systemic regulation of metabolism and ageing.* Diabetes Obes Metab, 2013. **15 Suppl 3**: p. 26-33.
65. **Imai, S. and L. Guarente**, *NAD+ and sirtuins in aging and disease.* Trends Cell Biol, 2014. **24**(8): p. 464-71.
66. **Imai, S. and W. Kiess**, *Therapeutic potential of SIRT1 and NAMPT-mediated NAD biosynthesis in type 2 diabetes.* Front Biosci (Landmark Ed), 2009. **14**: p. 2983-95.
67. **Han, X., et al.,** *AMPK activation protects cells from oxidative stress-induced senescence via autophagic flux restoration and intracellular NAD(+) elevation.* Aging Cell, 2016. **15**(3): p. 416-27.
68. **Canto, C., et al**., *Interdependence of AMPK and SIRT1 for metabolic adaptation to fasting and exercise in skeletal muscle.* Cell Metab, 2010. **11**(3): p. 213-9.
69. **Canto, C., et al.,** *AMPK regulates energy expenditure by modulating NAD+ metabolism and SIRT1 activity.* Nature, 2009. **458**(7241): p. 1056-60.
70. **Fulco, M., et al**., *Glucose restriction inhibits skeletal myoblast differentiation by activating SIRT1 through AMPK-mediated regulation of Nampt.* Dev Cell, 2008. **14**(5): p. 661-73.
71. **Scarpulla, R.C.,** *Nuclear control of respiratory chain expression by nuclear respiratory factors and PGC-1-related coactivator.* Ann N Y Acad Sci, 2008. **1147**: p. 321-34.
72. **Gleyzer, N., K**. *Vercauteren, and R.C. Scarpulla, Control of mitochondrial transcription specificity factors (TFB1M and TFB2M) by nuclear respiratory factors (NRF-1 and NRF-2) and PGC-1 family coactivators.* Mol Cell Biol, 2005. **25**(4): p. 1354-66.
73. **Eichner, L.J. and V. Giguere**, *Estrogen related receptors (ERRs): a new dawn in transcriptional control of mitochondrial gene networks.* Mitochondrion, 2011. **11**(4): p. 544-52.
74. **Kleiner, S., et al.,** *PPAR{delta} agonism activates fatty acid oxidation via PGC-1{alpha} but does not increase mitochondrial gene expression and function.* J Biol Chem, 2009. **284**(28): p. 18624-33.
75. **Ojuka, E.O**., *Role of calcium and AMP kinase in the regulation of mitochondrial biogenesis and GLUT4 levels in muscle.* Proc Nutr Soc, 2004. **63**(2): p. 275-8.
76. **Wright, D.C**., *Mechanisms of calcium-induced mitochondrial biogenesis and GLUT4 synthesis.* Appl Physiol Nutr Metab, 2007. **32**(5): p. 840-5.
77. **Mungai, P.T., et al**., *Hypoxia triggers AMPK activation through reactive oxygen species-mediated activation of calcium release-activated calcium channels.* Mol Cell Biol, 2011. **31**(17): p. 3531-45.
78. **Gan, Z., et al**., *Skeletal muscle mitochondrial remodeling in exercise and diseases.* Cell Res, 2018. **28**(10): p. 969-980.
79. **Kjobsted, R., et al.,** *AMPK in skeletal muscle function and metabolism.* FASEB J, 2018. **32**(4): p. 1741-1777.
80. **Olesen, J., K. Kiilerich, and H. Pilegaard**, *PGC-1alpha-mediated adaptations in skeletal*

muscle. Pflugers Arch, 2010. **460**(1): p. 153-62.

81. **Vainshtein, A., et al.,** *Role of PGC-1alpha during acute exercise-induced autophagy and mitophagy in skeletal muscle*. Am J Physiol Cell Physiol, 2015. **308**(9): p. C710-9.
82. **Whitaker, R.M., et al**., *Mitochondrial Biogenesis as a Pharmacological Target: A New Approach to Acute and Chronic Diseases*. Annu Rev Pharmacol Toxicol, 2016. **56**: p. 229-49.
83. **Cameron, R.B., C.C. Beeson, and R.G. Schnellmann**, *Development of Therapeutics That Induce Mitochondrial Biogenesis for the Treatment of Acute and Chronic Degenerative Diseases*. J Med Chem, 2016. **59**(23): p. 10411-10434.
84. **Chen, Z. and C. Zhong**, *Decoding Alzheimer's disease from perturbed cerebral glucose metabolism: implications for diagnostic and therapeutic strategies*. Prog Neurobiol, 2013. **108**: p. 21-43.
85. **Favero, G., et al**., *Mitochondrial Dysfunction in Skeletal Muscle of a Fibromyalgia Model: The Potential Benefits of Melatonin*. Int J Mol Sci, 2019. **20**(3).
86. **Cordero, M.D., et al**., *Oral coenzyme Q10 supplementation improves clinical symptoms and recovers pathologic alterations in blood mononuclear cells in a fibromyalgia patient*. Nutrition, 2012. **28**(11-12): p. 1200-3.
87. **Cordero, M.D., et al.,** *Oxidative stress and mitochondrial dysfunction in fibromyalgia*. Neuro Endocrinol Lett, 2010. **31**(2): p. 169-73.
88. **Fatima, G., S.K. Das, and A.A. Mahdi**, *Oxidative stress and antioxidative parameters and metal ion content in patients with fibromyalgia syndrome: implications in the pathogenesis of the disease*. Clin Exp Rheumatol, 2013. **31(6 Suppl 79)**: p. S128-33.
89. **Cordero, M.D., et al**., *Mitochondrial dysfunction and mitophagy activation in blood mononuclear cells of fibromyalgia patients: implications in the pathogenesis of the disease*. Arthritis Res Ther, 2010. **12**(1): p. R17.
90. **Yao, X., et al.,** *Attenuation of reserpine-induced fibromyalgia via ROS and serotonergic pathway modulation by fisetin, a plant flavonoid polyphenol*. Exp Ther Med, 2020. **19**(2): p. 1343-1355.
91. **Sanchez-Dominguez, B., et al.,** *Oxidative stress, mitochondrial dysfunction and, inflammation common events in skin of patients with Fibromyalgia*. Mitochondrion, 2015. **21**: p. 69-75.
92. **Conti, P., et al.,** *Impact of mast cells in fibromyalgia and low-grade chronic inflammation: Can IL-37 play a role?* Dermatol Ther, 2020. **33**(1): p. e13191.
93. **Meeus, M., et al**., *The role of mitochondrial dysfunctions due to oxidative and nitrosative stress in the chronic pain or chronic fatigue syndromes and fibromyalgia patients: peripheral and central mechanisms as therapeutic targets?* Expert Opin Ther Targets, 2013. **17**(9): p. 1081-9.
94. **Manchope, M.F., et al**., *Naringenin Inhibits Superoxide Anion-Induced Inflammatory Pain: Role of Oxidative Stress, Cytokines, Nrf-2 and the NO-cGMP-PKG-KATP Channel Signaling Pathway*. PLoS One, 2016. **11**(4): p. e0153015.
95. **Janes, K., W.L. Neumann, and D. Salvemini**, *Anti-superoxide and anti-peroxynitrite strategies in pain suppression*. Biochim Biophys Acta, 2012. **1822**(5): p. 815-21.
96. **Salvemini, D., et al.,** *Roles of reactive oxygen and nitrogen species in pain*. Free Radic Biol Med, 2011. **51**(5): p. 951-66.
97. **Gerdle, B., et al**., *Chronic widespread pain: increased glutamate and lactate concentrations in the trapezius muscle and plasma*. Clin J Pain, 2014. **30**(5): p. 409-20.
98. **Gerdle, B., et al.,** *Increased interstitial concentrations of pyruvate and lactate in the trapezius muscle of patients with fibromyalgia: a microdialysis study*. J Rehabil Med, 2010. **42**(7): p. 679-87.
99. **Gerdle, B., et al.,** *Chronic musculoskeletal pain: review of mechanisms and biochemical biomarkers as assessed by the microdialysis technique*. J Pain Res, 2014. **7**: p. 313-26.

100. **McIver, K.L., et al.,** *NO-mediated alterations in skeletal muscle nutritive blood flow and lactate metabolism in fibromyalgia*. Pain, 2006. **120**(1-2): p. 161-169.
101. **Bouchez, C. and A. Devin**, *Mitochondrial Biogenesis and Mitochondrial Reactive Oxygen Species (ROS): A Complex Relationship Regulated by the cAMP/PKA Signaling Pathway*. Cells, 2019. **8**(4).
102. **Scarpulla, R.C.,** *Metabolic control of mitochondrial biogenesis through the PGC-1 family regulatory network*. Biochim Biophys Acta, 2011. **1813**(7): p. 1269-78.
103. **Jager, S., et al.,** *AMP-activated protein kinase (AMPK) action in skeletal muscle via direct phosphorylation of PGC-1alpha*. Proc Natl Acad Sci U S A, 2007. **104**(29): p. 12017-22.
104. **Wenz, T.,** *Regulation of mitochondrial biogenesis and PGC-1alpha under cellular stress*. Mitochondrion, 2013. **13**(2): p. 134-42.
105. **Tang, B.L.,** *Sirt1 and the Mitochondria*. Mol Cells, 2016. **39**(2): p. 87-95.
106. **Ruderman, N.B., et al.,** *AMPK and SIRT1: a long-standing partnership?* Am J Physiol Endocrinol Metab, 2010. **298**(4): p. E751-60.
107. **Tomaino, L., et al.,** *Fibromyalgia and Nutrition: An Updated Review*. J Am Coll Nutr, 2020: p. 1-14.
108. **Marum, A.P., et al.,** *A low fermentable oligo-di-mono-saccharides and polyols (FODMAP) diet is a balanced therapy for fibromyalgia with nutritional and symptomatic benefits*. Nutr Hosp, 2017. **34**(3): p. 667-674.
109. **Batista, E.D., et al.,** *Food intake assessment and quality of life in women with fibromyalgia*. Rev Bras Reumatol Engl Ed, 2016. **56**(2): p. 105-10.
110. **Rourke, J.L., Q. Hu, and R.A. Screaton**, *AMPK and Friends: Central Regulators of beta Cell Biology*. Trends Endocrinol Metab, 2018. **29**(2): p. 111-122.
111. **Ruderman, N.B., et al.,** *AMPK, insulin resistance, and the metabolic syndrome*. J Clin Invest, 2013. **123**(7): p. 2764-72.
112. **Carling, D.,** *AMPK signalling in health and disease*. Curr Opin Cell Biol, 2017. **45**: p. 31-37.
113. **Pacifici, F., et al.,** *Proposed Tandem Effect of Physical Activity and Sirtuin 1 and 3 Activation in Regulating Glucose Homeostasis*. Int J Mol Sci, 2019. **20**(19).
114. **Nogueiras, R., et al.,** *Sirtuin 1 and sirtuin 3: physiological modulators of metabolism*. Physiol Rev, 2012. **92**(3): p. 1479-514.
115. **Bordone, L., et al.,** *Correction: Sirt1 Regulates Insulin Secretion by Repressing UCP2 in Pancreatic beta Cells*. PLoS Biol, 2015. **13**(12): p. e1002346.
116. **Yan, L.J.,** *Pathogenesis of chronic hyperglycemia: from reductive stress to oxidative stress*. J Diabetes Res, 2014. **2014**: p. 137919.
117. **Gomes, A.P., et al**., *Declining NAD(+) induces a pseudohypoxic state disrupting nuclear-mitochondrial communication during aging*. Cell, 2013. **155**(7): p. 1624-38.
118. **Hirst, J., M.S. King, and K.R. Pryde**, *The production of reactive oxygen species by complex I*. Biochem Soc Trans, 2008. **36(Pt 5)**: p. 976-80.
119. **Drose, S. and U. Brandt**, *Molecular mechanisms of superoxide production by the mitochondrial respiratory chain*. Adv Exp Med Biol, 2012. **748**: p. 145-69.
120. **Tang, W.H., K.A. Martin, and J. Hwa**, *Aldose reductase, oxidative stress, and diabetic mellitus*. Front Pharmacol, 2012. **3**: p. 87.
121. **Pall, M.L.,** *Nitric oxide synthase partial uncoupling as a key switching mechanism for the NO/ONOO- cycle*. Med Hypotheses, 2007. **69**(4): p. 821-5.
122. **Draznin, B., et al.,** *Effect of dietary macronutrient composition on AMPK and SIRT1 expression and activity in human skeletal muscle*. Horm Metab Res, 2012. **44**(9): p. 650-5.

123. **Bergouignan, A., et al.,** *Increasing dietary fat elicits similar changes in fat oxidation and markers of muscle oxidative capacity in lean and obese humans.* PLoS One, 2012. **7**(1): p. e30164.
124. **Rakipovski, G., J. Lykkesfeldt, and K. Raun**, *Pulsatile Hyperglycaemia Induces Vascular Oxidative Stress and GLUT 1 Expression More Potently than Sustained Hyperglycaemia in Rats on High Fat Diet.* PLoS One, 2016. **11**(1): p. e0147412.
125. **Chen, J.H., et al.,** *Role of advanced glycation end products in mobility and considerations in possible dietary and nutritional intervention strategies.* Nutr Metab (Lond), 2018. **15**: p. 72.
126. **Stefano, G.B., S. Challenger, and R.M. Kream**, *Hyperglycemia-associated alterations in cellular signaling and dysregulated mitochondrial bioenergetics in human metabolic disorders.* Eur J Nutr, 2016. **55**(8): p. 2339-2345.
127. **Coughlan, M.T., et al**., *RAGE-induced cytosolic ROS promote mitochondrial superoxide generation in diabetes.* J Am Soc Nephrol, 2009. **20**(4): p. 742-52.
128. **Hein, G. and S. Franke**, *Are advanced glycation end-product-modified proteins of pathogenetic importance in fibromyalgia?* Rheumatology (Oxford), 2002. **41**(10): p. 1163-7.
129. **Gaby, A.R**., *Adverse effects of dietary fructose.* Altern Med Rev, 2005. **10**(4): p. 294-306.
130. **Muronetz, V.I., et al**., *Glycation, Glycolysis, and Neurodegenerative Diseases: Is There Any Connection?* Biochemistry (Mosc), 2017. **82**(8): p. 874-886.
131. **Lattanzio, S.M.,** *Fibromyalgia Syndrome: A Metabolic Approach Grounded in Biochemistry for the Remission of Symptoms.* Front Med (Lausanne), 2017. **4**: p. 198.
132. **Uribarri, J., et al**., *Dietary advanced glycation end products and their role in health and disease.* Adv Nutr, 2015. **6**(4): p. 461-73.
133. **Cordero, M.D., et al.,** *NLRP3 inflammasome is activated in fibromyalgia: the effect of coenzyme Q10.* Antioxid Redox Signal, 2014. **20**(8): p. 1169-80.
134. **Liu, Q., et al**., *The role of mitochondria in NLRP3 inflammasome activation.* Mol Immunol, 2018. **103**: p. 115-124.
135. **Bazzichi, L., et al**., *Cytokine patterns in fibromyalgia and their correlation with clinical manifestations.* Clin Exp Rheumatol, 2007. **25**(2): p. 225-30.
136. **Russe, O.Q., et al.,** *Activation of the AMP-activated protein kinase reduces inflammatory nociception.* J Pain, 2013. **14**(11): p. 1330-40.
137. **Isasi, C., et al.,** *Fibromyalgia and non-celiac gluten sensitivity: a description with remission of fibromyalgia.* Rheumatol Int, 2014. **34**(11): p. 1607-12.
138. **Fasano, A.,** *Zonulin, regulation of tight junctions, and autoimmune diseases.* Ann N Y Acad Sci, 2012. **1258**: p. 25-33.
139. **Hollon, J., et al.,** *Effect of gliadin on permeability of intestinal biopsy explants from celiac disease patients and patients with non-celiac gluten sensitivity.* Nutrients, 2015. **7**(3): p. 1565-76.
140. **Drago, S., et al**., Gliadin, zonulin and gut permeability: Effects on celiac and non-celiac intestinal mucosa and intestinal cell lines. Scand J Gastroenterol, 2006. **41**(4): p. 408-19.
141. **Leccioli, V., et al.,** *A New Proposal for the Pathogenic Mechanism of Non-Coeliac/Non-Allergic Gluten/Wheat Sensitivity: Piecing Together the Puzzle of Recent Scientific Evidence.* Nutrients, 2017. **9**(11).
142. **Pimentel, M., et al.,** *A link between irritable bowel syndrome and fibromyalgia may be related to findings on lactulose breath testing.* Ann Rheum Dis, 2004. **63**(4): p. 450-2.
143. **Erdrich, S., et al.,** *Determining the association between fibromyalgia, the gut microbiome and its biomarkers: A systematic review.* BMC Musculoskelet Disord, 2020. **21**(1): p. 181.

COMIDA
EDIZIONI

www.comidaedizioni.it
www.facebook.com/comidaedizioni